de l'Asepsie

dans la Pratique Chirurgicale

ROBERT & LESEURRE

PARIS
1903

DE L'ASEPSIE

DANS LA PRATIQUE CHIRURGICALE

Le chirurgien ne peut oublier que, son mérite personnel mis à part, la réussite de son intervention dépend principalement de la rigoureuse stérilisation du matériel qu'il emploie.

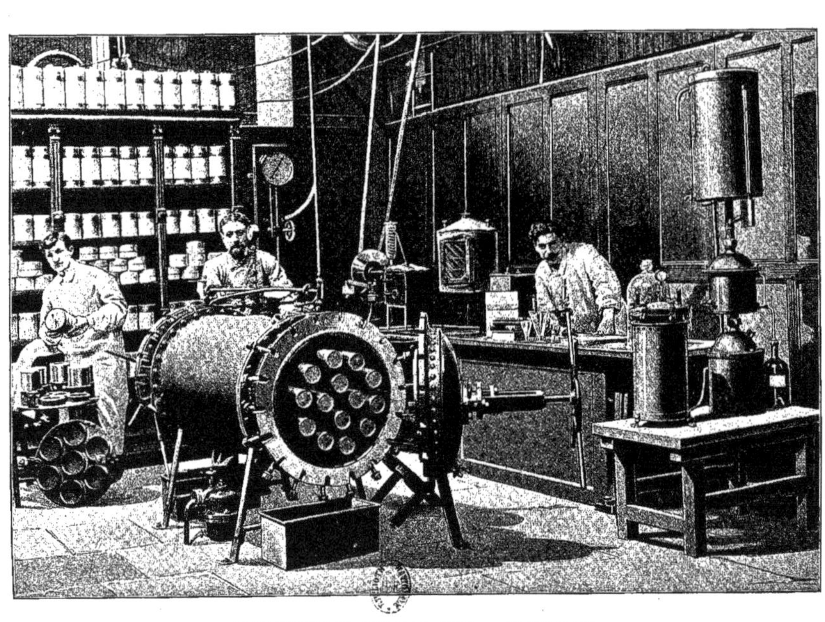

LABORATOIRE DE BOURG-LA-REINE — L'AUTOCLAVE

de l'Asepsie

dans la Pratique Chirurgicale

Procédés de Stérilisation

de ROBERT & LESEURRE

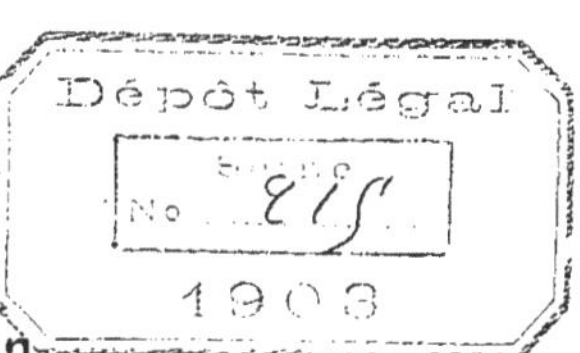

Laboratoire Général de Stérilisation

par les Procédés Brevetés S. G. D. G.

ROBERT & LESEURRE

PHARMACIENS-CHIMISTES

Administration et Usine :

CARRIÈRE

à BOURG-LA-REINE (Seine)

(TÉLÉPHONE)

Dépôts à Paris :

Pharmacie ROBERT, 37, rue de Bourgogne (*Téléphone* **120.17**).

STOCK & Cie, 16, Rue des Fossés-St-Jacques (*Téléphone* **806.57**).

SOMMAIRE

PREMIÈRE PARTIE

DEUXIÈME PARTIE

(Voir le Sommaire de la Deuxième Partie.)

TROISIÈME PARTIE

PREMIÈRE PARTIE

NÉCESSITÉ DE L'ASEPSIE DU MATÉRIEL CHIRURGICAL

La nécessité de l'asepsie absolue du matériel opératoire n'est aujourd'hui discutée par personne.

Pour donner une sécurité complète au chirurgien, ce matériel doit :

1° Être rigoureusement stérile;

2° Se conserver tel indéfiniment.

Les préparations actuellement dans le commerce réalisent-elles ces conditions essentielles? Nous n'hésitons pas à répondre que non, et nous le prouvons.

Le seul procédé absolument sûr est la stérilisation

par la vapeur saturée sous pression ; or, ce procédé est à peu près inusité dans l'industrie, en raison de la difficulté d'une bonne dessiccation. Et lorsqu'il est employé, il est entouré, ainsi que nous le verrons, de garanties tellement insuffisantes qu'elles annulent le bénéfice de l'opération.

Quant à la conservation stérile, c'est un problème que personne encore n'a résolu (1).

Faut-il en conclure que le chirurgien, ne pouvant trouver dans le commerce des produits dont il soit absolument sûr, doive procéder lui-même à la stérilisation de ses pansements? Oui, jusqu'au jour où une méthode industrielle, s'imposant avec une rigueur mathématique, l'affranchira d'un travail fastidieux et devenu inutile, ce travail étant d'ailleurs d'une valeur contestable, ainsi que nous le démontrerons.

C'est cette méthode, objet de nos recherches, que nous allons exposer, après avoir passé en revue les procédés existants, et en avoir constaté l'insuffisance.

(1) Devant l'étrange abus qui est fait du mot " STÉRILISÉ ", le chirurgien devrait exiger du fabricant l'inscription, sur chaque produit dit **aseptique**, de la formule catégorique suivante : GARANTI STÉRILE A L'OUVERTURE, suivie de l'indication des procédés de stérilisation, de dessiccation et de conservation adoptés.

L'ASEPSIE ABSOLUE DU MATÉRIEL CHIRURGICAL

NE PEUT ÊTRE ASSURÉE

PAR LES ANTISEPTIQUES

La stérilisation par les antiseptiques est aujourd'hui, à juste titre, unanimement rejetée par les chirurgiens.

Inefficacité.

Tel antiseptique efficace contre un germe déterminé est sans effet sur les autres germes (1). Ne voyons-nous pas l'acide phénique à 1 °/₀₀ servir à l'isolement du bacille typhique, espèce pourtant peu résistante? Telle espèce touchée tout d'abord s'accommode par la suite au milieu antiseptique. De plus, les agents chimiques sont des armes à double tranchant, qui peuvent être dangereuses pour l'opéré (2) : concentrés par osmose au contact de la plaie, ils peuvent devenir l'origine d'intoxications redoutables, quand bien même la teneur du pansement serait faible.

Danger.

(1) M. Guttmann a observé que des spores de charbon pouvaient encore végéter après avoir séjourné **pendant trente-sept jours** dans une solution d'acide phénique à 50 pour 1.000. (VINAY, *Manuel d'Asepsie*, p. 56.)

M. von Esmarch a constaté le même phénomène de reproduction **après quarante-deux jours** de contact avec la même solution. (ZEITSCH, *f. Hygiene*, 1889. Bd. V, p. 67.)

M. Truchot a constaté que pour neutraliser le virus de la septicémie puerpérale, il fallait le laisser **quinze jours** dans une solution de sublimé à 1 pour 5.000, et **vingt-cinq jours** dans une solution d'acide phénique à 50 pour 1.000. (TRUCHOT, Thèse, 1884.)

(2) Cf. BRUN, *des Accidents imputables aux Antiseptiques*, Thèse d'Agrégation, 1886.

Conservation nulle.

Enfin, la conservation aseptique de ces produits est nulle, et non seulement les pansements antiseptiques ne mettent pas d'obstacle au développement des germes, mais eux-mêmes sont souvent infectés, si bien enveloppés soient-ils (1).

D'ailleurs, l'antiseptique fait souvent défaut dans les produits qui en sont imprégnés depuis un certain temps, et il ne reste plus alors que l'action nuisible des résines ou autres intermédiaires irritants ayant servi à fixer temporairement le produit chimique.

Le sublimé, par exemple, est décomposé par la fibre végétale, et Peccatte avoue que, chimiquement parlant, il n'y a plus de sublimé dans les pansements (2).

Opinion du Profr Terrier.

Voici, sur ce sujet, l'opinion autorisée de M. le professeur Terrier :

« Grâce à l'emploi des antiseptiques, arrive-t-on à détruire les microbes pathogènes ou non? On ne peut

(1) « Non seulement, dit Miquel, les solutions phéniquées à 1/20e et à 1/40e ne parviennent pas à tuer les micro-organismes de vitalité faible, mais elles contiennent elles-mêmes fréquemment des germes vivants. » Redard, Frankel, Geppert, Behring, Schimmelbusch sont arrivés aux mêmes conclusions. (SCHWARTZ, *La Pratique de l'Asepsie et de l'Antisepsie en Chirurgie,* p. 90 et suiv.)

Arloing : « Le coton benzoïque et l'ouate salicylée livrés aux hôpitaux sont loin d'être aseptiques ; après avoir ensemencé 25 ballons avec du coton pris au centre d'un paquet, il arriva que 24 d'entre eux se troublèrent et se trouvaient peuplés de microbes. » (VINAY, *Manuel d'Asepsie,* p. 271.)

(2) « L'analyse chimique des matériaux de pansement a permis de constater que, un mois après sa préparation, au moyen d'une solution alcoolique de sublimé et de chlorure de sodium, un kilogramme d'étoupe ne dose plus par macération alcoolique que 0 gr. 175 de mercure à l'état de bichlorure soluble. Les analyses répétées de 3 mois en 3 mois ont établi que la proportion va en s'affaiblissant et que, au quinzième mois, on ne retrouve plus trace de sublimé à l'état soluble.

«..... Le reproche capital que mérite l'acide phénique, c'est de se volatiliser. Au Tonkin, nous avons eu de la gaze de Lister qui, même au goût, ne paraissait plus contenir d'acide phénique. » (NIMIER, *Traitement des Blessures de Guerre,* p. 149.)

répondre à cette question par une affirmation absolue. Si, en effet, après un contact plus ou moins long avec les solutions chimiques, les microbes sont détruits, il n'en est pas de même des spores; celles-ci persistent le plus souvent inattaquées; or, elles peuvent se développer et donner lieu à des accidents septiques plus ou moins tardifs, qui, cliniquement au moins, évoluent du huitième au quatorzième jour.

« En fait, l'antisepsie, due aux substances chimiques, ne peut conduire qu'à une stérilisation **relative**; cette stérilisation n'est jamais parfaite et ne peut guère être absolue. Par la méthode antiseptique, on a une grande **probabilité** de destruction des microbes pathogènes ou non, mais on n'en a pas la **certitude** dans le sens mathématique du mot.

« Dans la méthode dite aseptique, au contraire, on supprime non seulement les microbes, mais aussi leurs spores... Ici donc le chirurgien est **sûr** de ne pas contaminer la lésion qu'il est obligé de faire, et cela non plus, très probablement, comme dans l'emploi de l'antisepsie, mais d'une façon certaine, absolue, mathématique, je le répète... Au point de vue scientifique pur, il est tout à fait impossible de confondre les deux méthodes : l'une suit les chances du calcul des probabilités, l'autre est rigoureusement exacte.

« Au point de vue clinique, les méthodes donnent fatalement des résultats différents. Il suffit de se rappeler les accidents dus à l'emploi des antiseptiques les plus usuels, comme l'acide phénique, l'iodoforme, le bichlorure d'hydrargyre ; accidents tantôt locaux, tantôt généraux, parfois alors assez graves et tenant pour la plupart à l'état antérieur des reins des opérés, qui n'éliminent pas assez vite et assez bien les substances toxiques antiseptiques.

« Enfin, il est un argument que j'ai déjà fait valoir, c'est la pratique suivie dans les laboratoires de bactériologie pour obtenir la stérilisation, l'asepsie des pipettes, des ballons, des éprouvettes, etc. Les expérimentateurs ont recours aux agents physiques seuls et non aux agents chimiques ; ils se servent de la chaleur. Si, par hasard, ils emploient une substance chimique, c'est à des doses concentrées, ou bien ce sont des agents absolument inutilisables en chirurgie, par exemple les acides sulfurique, azotique, chlorhydrique, tous parfaits stérilisateurs, mais inutilisables en chirurgie autrement que comme caustiques concentrés et d'une intensité considérable (1). »

Nous allons plus loin : la confiance qu'on serait tenté d'accorder à certains de ces produits peut être dangereuse. Voici une expérience que le chirurgien peut aisément faire répéter dans son laboratoire :

Un catgut portant la mention " Stérilisé " est présenté, baignant dans une solution antiseptique. Si, pour en vérifier la stérilité, on le plonge dans un bouillon de culture, il peut arriver que rien ne cultive, la quantité d'antiseptique introduite dans le fil pouvant suffire à empêcher le développement des colonies. Mais, si on a la précaution d'éliminer par un lavage préalable la substance chimique, on verra se développer infailliblement la flore microbienne souvent la plus variée (2).

(1) F. Terrier, *de l'Asepsie en Chirurgie,* Revue de Chirurgie, t. XIV, p. 829 et suiv.

(2) Lorsqu'on transporte dans un bouillon un fil sur lequel on a essayé de détruire, au moyen d'un antiseptique, les micro-organismes qu'on y avait préalablement déposés, on s'expose à transporter par la même manœuvre la victime et le poison et à rendre de ce fait le bouillon révélateur absolument muet. Il est démontré, en effet, que des quantités relativement très faibles, trop faibles pour tuer un microbe, peuvent être assez fortes pour rendre un bouillon absolument impropre au développement de ce même microbe. (Reverdin, *Antisepsie et Asepsie chirurgicale,* p. 54.)

Presque tous les antiseptiques, en effet, coagulent les matières albuminoïdes, le mucus; ils sont sans action sur les graisses : les microbes se trouvent protégés contre l'action de la substance chimique par cette sorte d'enveloppe isolante.

Mais il y a plus encore : la présence dans les tissus de certaines substances capables de contracter des combinaisons chimiques avec l'antiseptique, est susceptible, ainsi que le fait remarquer Schimmelbusch [1], d'en annihiler les effets. Si, par exemple, il s'agit de désinfecter des matières contenant des produits sulfurés tels que les fèces, le pus d'abcès développés au voisinage de l'intestin, et qu'on emploie le sublimé, il se forme un composé insoluble et privé de tout pouvoir bactéricide.

Une solution aqueuse concentrée de sublimé ne parvient pas à désinfecter son volume égal de matières fécales (Gerlozcy).

On conçoit donc la défaveur qui s'attache aux pansements stérilisés par ce moyen [2].

[1] SCHIMMELBUSCH, *l'Asepsie en Chirurgie,* p. 43.

[2] On comprend que M. Duclaux, au lieu de décrire les antiseptiques suivant un ordre basé sur leur valeur générale, ait conseillé de les classer par ordre alphabétique. (VINAY, Loc. cit.)

L'ASEPSIE ABSOLUE DU MATÉRIEL CHIRURGICAL

NE PEUT ÊTRE ASSURÉE

PAR LA CHALEUR SÈCHE

Mauvais réglage.

La température élevée à laquelle les étuves à air chaud doivent fonctionner (150 à 180°) en rend le réglage très difficile : les pertes brusques de chaleur devenant d'autant plus inévitables que la différence entre la température extérieure et la température intérieure de l'appareil est plus considérable. En outre, on n'est pas encore parvenu à construire des étuves sèches où la chaleur se répartisse de façon régulière en tous les points : les différences peuvent atteindre jusqu'à 20, 30 et même 40° (1).

Mauvaise pénétration.

Dans ces étuves, c'est la conductibilité des parois qui agit principalement : la chaleur se transmet aux produits par convection (2) et rayonnement; chaque objet en reçoit une somme très inégale, suivant la distance qui le sépare du foyer et de la paroi; il ne prend qu'une température bien inférieure à celle indiquée par le thermomètre placé dans l'enceinte, lorsque quelque enve-

(1) Sorel a démontré qu'une capsule pleine d'eau, suspendue dans une étuve sèche dont la température dépasse 130°, n'arrive pas toujours à l'ébullition.

(2) L'air chauffé au contact direct de la paroi transporte la chaleur ainsi absorbée sur les produits à stériliser; les zones plus froides viennent se substituer à l'air chaud dont la densité est moindre.

loppe ou quelque corps interposé le sépare de la surface rayonnante. Par exemple, lorsqu'on chauffe dans une même étuve plusieurs boîtes de coton, celles qui se trouvent au centre de l'étuve reçoivent une quantité de chaleur moindre que celles qui les entourent. Et cette chaleur, lorsqu'elle entre en contact avec le coton, pénètre très difficilement jusqu'au centre, le calorique ne se transmettant que par l'ouate et l'air. Ainsi, un paquet de coton peut être complètement brûlé par l'air chaud à sa périphérie, tandis qu'un thermomètre placé au centre n'est pas même monté à 100°.

Dès maintenant, remarquons l'infériorité de cette pénétration comparée à celle de la vapeur saturée, qui, par une série de condensations successives, arrive rapidement jusqu'au centre, ainsi que nous l'expliquerons plus loin.

Mais le plus grave défaut de ces étuves sèches, c'est leur insuffisance d'action sur les germes. Mauvaise stérilisation.

On sait, en effet, que certaines spores résistent à une température de 160° (1). Il faudrait donc atteindre une température supérieure à 160° et la maintenir pendant un temps suffisant (2) pour qu'elle se répartisse également dans **tous les points** de la substance à stériliser. La pénétration, comme nous venons de le dire, étant très défectueuse, ce résultat ne peut être obtenu que par une action prolongée de la chaleur.

Mais cette action prolongée de la chaleur sèche a elle-même un autre grave inconvénient : c'est d'altérer Altération des produits.

(1) Cours du Dr Roux, à l'Institut Pasteur, 1894.

(2) Il faut une température de 150 à 180° pendant deux heures pour tuer les spores charbonneuses. (Schimmelbusch, Loc. cit.)

profondément les produits, quelquefois même jusqu'à les rendre complètement inutilisables.

L'ouate et la gaze prennent dans l'étuve une teinte jaune plus ou moins foncée, et les parties les plus extérieures sont quelquefois complètement roussies. Nous connaissons certains chirurgiens qui, n'ayant à leur disposition qu'une étuve sèche, exigent que leurs gazes soient fortement roussies à la surface : ils considèrent avec juste raison que les produits qui n'ont pas pris cette teinte foncée sont insuffisamment stérilisés.

Malheureusement, les produits ainsi traités perdent la plupart de leurs propriétés essentielles : la gaze, attaquée dans sa trame, n'offre plus la résistance nécessaire pour être utilisée sous forme de bandes devant subir une certaine traction. Si, dans les mêmes conditions, la teinte plus ou moins foncée prise par l'ouate grasse, ou ouate ordinaire, ne constitue pas une altération présentant beaucoup d'inconvénients, il n'en est pas de même pour le coton hydrophile qui, sous l'action de la chaleur sèche, perd généralement son pouvoir absorbant (1).

Cette perte de ses propriétés hydrophiles est déjà sensible à 120° ou 130° à l'étuve sèche ; elle augmente avec la température, et atteint son maximum vers 150°.

Nous ne parlons là que de l'ouate de qualité supérieure, bien rarement employée dans le commerce. La plupart des cotons hydrophiles, tout en ayant un bel aspect, ne sont que des déchets agglomérés par l'intermédiaire d'un savon alcalin. Sous l'influence des hautes températures, le savon fond, se décompose et brûle la cellulose : l'altération de la fibre végétale peut être même

(1) Cette constatation a été faite également par M. le professeur Terrier, Loc. cit

assez prononcée pour que le simple souffle la disperse sous forme de poussière (*fig. 1*).

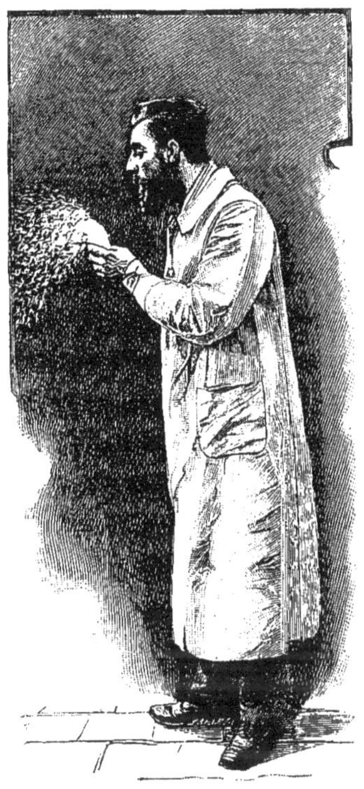

Fig. 1.

Produits du commerce.

Toutes ces raisons : mauvais réglage, mauvaise pénétration, mauvaise stérilisation, altération des produits, auraient dû faire complètement abandonner la stérilisation des objets de pansement par la chaleur sèche. Néanmoins, certains fabricants persistent à annoncer sur leurs étiquettes qu'ils ont chauffé leurs produits à 150°.

Nous ne parlerons que pour mémoire des produits présentés dans une double enveloppe de papier avec ou sans cartonnage extérieur : il est facile de comprendre que les diverses manipulations nécessitées par cet empaquetage ont rendu illusoire la stérilisation. Il faudrait que la stérilisation eût été faite dans l'enveloppe même. Or, elle n'est pas possible dans le papier paraffiné; le papier parcheminé traité par la chaleur sèche brûle avant d'avoir laissé pénétrer la température utile à la stérilisation : le papier sans colle se brûle également, et son pouvoir hydrophile l'expose aux mêmes causes de contamination résultant des manipulations nécessitées par le second empaquetage.

En admettant que la stérilisation ait été faite dans une enveloppe de papier parfaitement résistant, il n'en serait pas moins évident que **toute conservation stérile** y serait **impossible.**

D'autres produits sont présentés d'une façon moins rudimentaire et n'offrent guère plus de garanties.

Nous trouvons, en effet, dans le commerce, des cotons hydrophiles de différentes marques, présentés en boîtes métalliques, et qui, d'après l'étiquette, auraient été stérilisés à 150° : d'après ce que nous avons vu plus haut, nous nous étonnons que ces produits, stérilisés à l'étuve sèche, conservent intégralement leur blancheur et leur pouvoir hydrophile.

Autres modèles d'étuves sèches.

On a perfectionné les étuves à air chaud par l'adoption de doubles parois entre lesquelles circule la vapeur d'un liquide bouillant à haute température, comme le xylène, le camphène, la paraffine, etc. Ces étuves donnent une chaleur plus égale, mais elles ont d'ailleurs tous les autres défauts des étuves sèches.

L'ASEPSIE ABSOLUE DU MATÉRIEL CHIRURGICAL

NE PEUT ÊTRE ASSURÉE

PAR L'EAU BOUILLANTE

Certains auteurs ont prétendu que quelques minutes d'ébullition dans l'eau étaient suffisantes pour assurer l'asepsie des objets de pansement.

C'est là une erreur d'expérience provenant de ce que ces auteurs ont opéré sur des microbes qui ne forment pas de spores.

Insuffisance et insécurité.

Pasteur, consulté par M. Terrier, a affirmé que le séjour des instruments dans l'eau en ébullition ne pouvait donner une **sécurité absolue** (1).

Il résulte d'expériences faites à l'Institut Pasteur (2) que des compresses de toile et des tampons d'ouate hydrophile placés dans cinq litres d'eau n'étaient pas stérilisés après plus d'une heure d'ébullition (3).

(1) TERRIER, Loc. cit., p. 845.

(2) Ibid.

(3) Nous savons maintenant qu'il existe des spores, en assez grand nombre, qui peuvent être soumises pendant des heures à l'action de l'eau bouillante et de la vapeur sans éprouver d'altérations. Les spores du bacille du foin et du bacille qui existe dans la terre des jardins résistent à l'action de la vapeur pendant deux heures; et Globig nous a fait connaître un bacille se développant sur la pomme de terre, et dont les spores conservent leurs fonctions vitales après une ébullition de quatre heures dans l'eau. (SCHIMMELBUSCH, Loc. cit.)

L'insuffisance de l'eau bouillante comme moyen de stérilisation provient de son degré de température peu élevé et de sa faible puissance calorifique (1).

Et même à température égale, cette eau bouillante a un pouvoir stérilisant moins considérable que la vapeur qu'elle produit : cette supériorité de la vapeur sur le liquide générateur persiste, lorsque la température est plus élevée (2).

Pansements mouillés.

Mais l'insuffisance du pouvoir stérilisateur n'est pas le seul inconvénient de l'eau bouillante : on ne peut obtenir, par ce procédé, que des pansements **mouillés,** c'est-à-dire privés de toute capacité d'absorption, ce qui restreint singulièrement leur utilisation dans la pratique chirurgicale.

De plus, dans cette stérilisation, le liquide chauffé acquiert un double mouvement ascendant des parties chaudes descendant des parties froides. De la rencontre

(1) Quelle que soit la forme de chaleur employée, le degré de son énergie dépend des deux facteurs suivants :

1° **L'élévation de la température ;**

2° **La puissance calorifique,** ou quantité de calorique cédée pour un même abaissement de température.

Cette puissance ou capacité calorifique est en proportion : 1° des chaleurs spécifiques (quantité de chaleur nécessaire pour élever d'un degré la température); 2° des chaleurs latentes de vaporisation (chaleur nécessaire pour transformer le liquide en vapeur, la température restant invariable).

(2) **Supériorité d'une vapeur saturée sur son liquide générateur :**

Supposons d'une part 1 kilog. d'eau liquide et d'autre part 1 kilog. de vapeur saturée, portés tous les deux à 120° : si nous abaissons de 10° la température de ces deux corps, ils abandonnent chacun 10 calories mais la vapeur occupant toujours le même volume, — celui des dimensions de l'autoclave, — diminue de pression (1 atm. 4 au lieu de 2 atm.). et abandonne 261 gr. d'eau qui dégagent en se condensant 137 calories.

Par conséquent, pendant que l'eau liquide a cédé aux corps environnants 10 calories, la vapeur d'eau leur a cédé 10 + 137 calories : l'effet utile produit est donc 15 fois plus grand avec la vapeur saturée qu'avec l'eau.

Nous en concluons que, **à égalité de température, la puissance calorifique d'une vapeur saturée est supérieure à celle du liquide qui produit cette vapeur, d'une quantité égale à celle de sa chaleur latente de vaporisation.**

de ces deux courants résulte un remous, des soubresauts déterminant une répartition très inégale de la chaleur. Cet inconvénient a lieu surtout dans les récipients de grands diamètres, et est encore plus accentué avec les liquides visqueux adoptés en raison de leur point d'ébullition élevé, comme l'huile ou la glycérine. Ces derniers liquides d'ailleurs, même portés au-dessus de 100°, ont l'inconvénient de ne pas pouvoir être chauffés sous pression; ce chauffage sous pression est, comme nous le verrons plus loin, une condition essentielle de toute bonne stérilisation.

L'ASEPSIE ABSOLUE DU MATÉRIEL CHIRURGICAL

NE PEUT ÊTRE ASSURÉE

PAR LES VAPEURS SANS PRESSION

Insuffisance et inefficacité.

Le mode de stérilisation employé dans les appareils du type Lautenschälger donne des produits moins mouillés; la pénétration s'y fait aussi plus facilement, en raison de la supériorité de la puissance calorifique de la vapeur saturée sur celle de l'eau. Mais la température, ne pouvant dépasser 100°, y est tout à fait insuffisante. Pour le démontrer, le Dr Terrier a fait faire au laboratoire de Pasteur une série d'expériences très concluantes : 24 tubes contenant de l'ouate poussiéreuse en contact avec un bouillon stérilisé, traité dans l'appareil de Schimmelbusch, ont **tous cultivé** dans les vingt-quatre heures : par conséquent, le développement des microbes n'a même pas été retardé par la vapeur [1].

[1] TERRIER, *Revue de Chirurgie,* Loc. cit., p. 899.

L'ASEPSIE ABSOLUE DU MATÉRIEL CHIRURGICAL

NE PEUT ÊTRE ASSURÉE

PAR LA VAPEUR SURCHAUFFÉE [1]

La vapeur surchauffée constitue un véritable gaz plus ou moins sec, soumis à toutes les lois des gaz permanents, comme l'air lui-même. Mais c'est surtout un gaz avide d'humidité et essentiellement desséchant presque au même titre que l'air. Elle est justiciable de tous les reproches que l'on a adressés à l'air chaud, et son action stérilisante est inférieure à celle de la chaleur humide. Insuffisance.

En projetant de la vapeur à 100° dans une étuve chauffée à différentes températures, Esmarch a constaté qu'au-dessus de 100°, le pouvoir stérilisant de la vapeur surchauffée diminue très vite, et qu'à 120° il est moins énergique qu'à 110° : cela s'explique aisément, car à 110° la vapeur est moins sèche qu'à 120° et contient encore un peu de l'eau qu'elle avait lorsqu'elle était à saturation. Expériences d'Esmarch

La vapeur surchauffée donnerait exactement les mêmes résultats.

[1] On confond souvent la vapeur saturée sous pression avec la vapeur surchauffée. Nous croyons utile de rappeler la différence qui existe entre l'une et l'autre. La **vapeur surchauffée** est de la vapeur chauffée **à l'abri de son liquide générateur** au delà de sa température normale. La **vapeur saturée** est de la vapeur qui est en **contact en vase clos avec son liquide générateur**.

L'ASEPSIE ABSOLUE DU MATÉRIEL CHIRURGICAL

NE PEUT ÊTRE ASSURÉE

QUE

PAR LA VAPEUR SATURÉE SOUS PRESSION

La vapeur saturée sous pression est le seul procédé d'une efficacité incontestable, disons même incontestée.

Comment agit cette vapeur et quelles conditions faut-il réaliser pour qu'elle ait son plein effet? C'est ce que nous allons examiner.

Température élevée et humidité.

Cette vapeur agit à la fois par l'élévation de sa température et par son humidité, qui lui permet de détruire sûrement les spores. Les spores, ainsi qu'on le sait, sont les organismes microbiens les plus vivaces grâce à leur enveloppe membraneuse très résistante à tous les agents physiques et chimiques. L'humidité, en agissant sur cette membrane, augmente sa perméabilité et facilite ainsi l'accès de la chaleur qui attaque directement le protoplasma et le tue.

Puissance calorifique.

Elle agit également en raison de sa puissance calorifique qui assure une pénétration parfaite [1].

[1] **La restitution du calorique est immédiate avec les vapeurs saturées.** — Si, en effet, nous chauffons un autoclave de 1 mètre cube de capacité contenant une quantité suffisante d'eau, à mesure que la température

La première condition, en effet, d'une bonne stérilisation est que le véhicule qui transporte le calorique

s'élèvera, la pression et le poids d'eau vaporisée augmenteront dans les proportions indiquées par le tableau suivant :

Température	Pression	Poids d'eau vaporisée
100°	1 atmosphère	591 gr.
120°	2 »	1.115
134°	3 »	1.620
144°	4 »	2.108
152°	5 »	2.584

Supposons qu'arrivés à 134°, nous cessions de chauffer; nous déterminons une chute de température de 14° : la température revenant à 120°, il se condense **immédiatement** 505 grammes d'eau (1.620 — 1.115), comme le montre le tableau ci-dessus.

Nous allons voir maintenant ce qui se passe avec les vapeurs non saturées : reprenons l'autoclave d'un mètre cube dont nous nous sommes servis dans l'expérience précédente; mais, au lieu d'y verser une quantité suffisante d'eau, mettons-en juste assez pour qu'il n'en reste plus à l'état liquide, lorsque la température, s'étant élevée à 120°, l'aura toute vaporisée. — En continuant à chauffer, la température et la pression poursuivent leur ascension, la vapeur se surchauffe et s'éloigne progressivement de son point de saturation. — A 134°, cessons le chauffage et laissons refroidir l'appareil. Contrairement à ce que nous avons vu plus haut, aucune condensation ne se produit immédiatement; il faut descendre à 120°, — température à laquelle la vapeur redevient saturée —, pour que cette condensation commence.

Donc, si nous comparons ces deux expériences, nous constatons que pendant cette chute de 14°, 505 gr. d'eau liquide ont été restitués par la vapeur saturée et 0 gr. par la vapeur non saturée.

Si, dans la deuxième expérience, nous avions élevé la température jusqu'à 144°, il nous aurait fallu un refroidissement de 24° pour voir se produire le commencement de la condensation.

La condensation et par conséquent la **restitution du calorique avec les vapeurs non saturées est donc d'autant plus tardive que la surchauffe est plus grande**; ou, en d'autres termes, **la rapidité avec laquelle une vapeur restitue son calorique est en rapport direct de son degré de saturation.**

La supériorité de la vapeur saturée sur les gaz découle de ce qui précède. On sait aujourd'hui qu'il n'y a plus de gaz permanents, tous les gaz ayant été reconnus liquéfiables. Il y a donc identité parfaite entre les gaz et les vapeurs, et la seule différence qui existe entre eux est que les gaz sont beaucoup plus éloignés de leur point de liquéfaction.

Ce que nous venons de dire pour les vapeurs non saturées s'applique donc à plus forte raison aux gaz. **La puissance calorique des gaz est d'autant plus faible qu'ils s'éloignent davantage de leur point de liquéfaction** : cette puissance, de même que pour les vapeurs, varie de plus en raison directe de leur chaleur spécifique.

La supériorité des vapeurs saturées est donc encore plus grande sur les gaz que sur les vapeurs non saturées.

pénètre dans toutes les parties du corps à stériliser. Prenons une boîte remplie d'ouate et soumettons cette boîte ouverte à la vapeur d'eau saturée. L'ouate étant plus froide que la vapeur, celle-ci se refroidit à son contact et se condense en gouttelettes liquides dans une zone d'une certaine épaisseur; cette vapeur, en se condensant, restitue à l'ouate la chaleur qu'elle avait absorbée pour se transformer de liquide en vapeur. Mais cette condensation produit un vide relatif : ce vide est immédiatement envahi par une nouvelle quantité de vapeur; celle-ci traverse sans se condenser la première zone qui s'est échauffée et pénètre dans une nouvelle zone plus intérieure, où elle se condense en dégageant sa chaleur latente de vaporisation. Le phénomène continue ainsi par une série de condensations de proche en proche dont chacune ouvre à la vapeur l'accès d'une couche plus profonde, et cela avec la rapidité qui caractérise les vides successifs opérés conformément au principe de la paroi froide de Watt.

Pénétration par condensations successives.

La pénétration parfaite est donc assurée par ces condensations successives et les chaleurs latentes de vaporisation dégagées par ces condensations. C'est ce qui explique pourquoi la chaleur se transmet si difficilement dans les étuves sèches, l'air ne pouvant fournir aucune chaleur par condensation. Le calorique ne se transmet que par l'ouate et par l'air, de la façon indiquée plus haut.

Cette pénétration sera d'autant plus rapide que : 1° la pression sera plus élevée [1]; 2° que la puissance calo-

[1] En effet, les vapeurs saturées ont des puissances calorifiques différentes suivant leur degré de tension. Le tableau suivant va nous per-

rifique de la vapeur employée sera plus considérable (1).

De tous les liquides, c'est l'eau dont la puissance calorifique est la plus grande (2); l'alcool vient ensuite (3). Après les vapeurs, parmi les gaz, viennent le formol et l'acide sulfureux, peut-être à cause de leur facile liquéfaction, et, en dernier lieu, l'air.

Conclusion.

C'est donc la vapeur d'eau saturée que l'on doit, en règle générale, employer. Il ne peut être fait d'exception que pour les produits altérables par la vapeur d'eau, comme le catgut, pour lequel on utilisera l'alcool.

mettre de calculer la chaleur que dégage la vapeur, si on lui fait faire une chute de pression de 1 atmosphère :

CHUTE de pression	CHUTE de température	EAU condensée	CHALEUR DÉGAGÉE par cette condensation	PUISSANCE ou chaleur dégagée par chute de 1° de température
de 2 à 1 atm.	20° 6	524 gr. 4	275 cal. 6	13 cal. 3
3 à 2 »	13° 3	504 . 6	260 . 6	19 . 5
4 à 3 »	10° 1	487 . 9	248 . 5	24 . 6
5 à 4 »	8° 2	475 . 9	239 . 7	29 . 2

Il est donc constant que plus la pression est élevée, plus la chaleur dégagée est grande et par conséquent plus la pénétration est rapide : nous voyons, en effet, que, pendant la chute de 2 à 1 atm., chaque chute de 1 degré dégage 13 calories, tandis que, pendant la chute de 5 à 4 atm., chaque chute de 1 degré dégage 29 calories. **La puissance calorifique d'une vapeur saturée est donc en raison directe de la hauteur de sa tension.**

(1) Cette puissance calorifique, comme nous l'avons dit plus haut, dépend : 1° des chaleurs spécifiques; 2° des chaleurs latentes de vaporisations : nous venons de voir l'importance de cette chaleur latente dégagée au moment de la condensation de la vapeur sur le coton.

(2) Eau : chaleur spécifique, 1; — chaleur latente, 537.

(3) Alcool : chaleur spécifique, 0,615; — chaleur latente, 208.

CRITIQUE DES AUTOCLAVES USITÉS JUSQU'A CE JOUR

Il nous faut maintenant examiner et discuter les appareils qui ont servi jusqu'ici à ce mode de stérilisation.

Autoclaves.

Ces appareils sont des autoclaves de différents modèles.

Quelles sont les conditions que doit réaliser un autoclave? Un autoclave devra :

1° Permettre l'emploi de températures très élevées;

2° Assurer une pénétration intégrale de la vapeur;

3° Livrer des produits secs;

4° Réaliser une conservation stérile indéfinie.

1° **Au point de vue de la température :**

Température insuffisante.

Les autoclaves du type Vaillard, ne pouvant être chauffés au-dessus de 106°, sont évidemment insuffisants.

Il suffit, pour vérifier et expliquer ce fait, d'appliquer le principe des parois froides, les distillations devenant d'autant plus rapides que la température est plus élevée.

Quant aux autres autoclaves, nous verrons que l'air y est chassé incomplètement : ce n'est donc plus de la vapeur saturée seule qui remplit l'appareil, mais un mélange d'air et de vapeur.

Or, le manomètre qui indique, d'après la pression

exercée, la température de la vapeur, ne fournit pas des indications exactes, la température indiquée étant supérieure à la réalité.

2° **Au point de vue de la pénétration :**

Pénétration incomplète

La pénétration parfaite des produits par la vapeur ne peut se faire que si l'air a été complètement chassé de l'appareil. Or, l'air étant plus lourd que la vapeur d'eau (1), séjourne dans le fond de l'autoclave. Le robinet de purge devrait donc être placé au bas de l'appareil, tandis que, dans tous les autoclaves existants, Chamberland, Sorel, etc., à part l'autoclave Vaillard, ce robinet est placé à la partie supérieure. C'est là un véritable contresens.

C'est de même pour n'avoir pas tenu compte des densités respectives de l'air et de la vapeur que, dans ces autoclaves, les produits à stériliser sont disposés dans des boîtes placées verticalement et ouvertes seulement par le haut. En effet, l'air étant plus lourd que la vapeur vient occuper le fond de la boîte et y forme un matelas plus ou moins épais qui empêche la pénétration de la vapeur dans les couches profondes. Ce matelas d'air est d'autant plus épais que la pression est plus faible (la moitié de la boîte à 120°) (2).

En raison de cette résistance opposée par l'air à la pénétration de la vapeur, la différence entre la tempé-

(1) La densité de la vapeur d'eau est à celle de l'air comme 0,622 est à 1.

(2) Si nous mettons dans l'autoclave chauffé à 100° une boîte ouverte par sa partie supérieure et si nous élevons la température, les volumes successivement occupés par l'air contenu dans les boîtes seront :

Température	Volume d'air
à 100° (1 atm.)	1.000 cc
à 120° (2 atm.)	526 cc
à 134° (3 atm.)	363 cc
à 144° (4 atm.)	279 cc
à 152° (5 atm.)	227 cc

rature du segment supérieur pénétré et celle du segment inférieur non pénétré peut atteindre 40° (1).

Dessiccation imparfaite.

3° Au point de vue de la dessiccation :

Aucun de ces autoclaves ne donne de produits absolument secs.

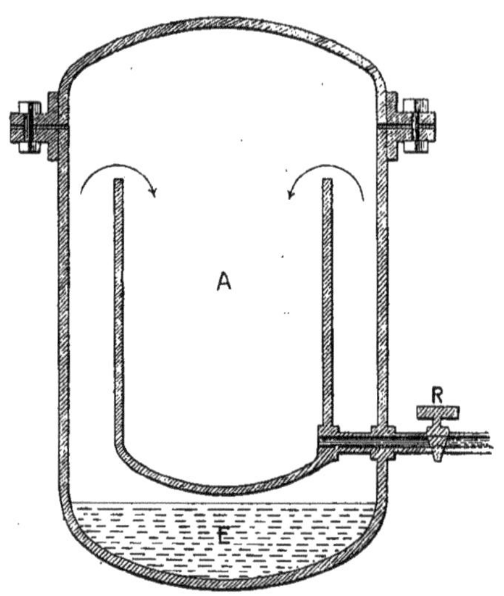

Fig. 2. — Autoclave Chamberland.

Examinons un autoclave Chamberland (*fig.* 2). Plaçons dans cet autoclave une boîte A remplie d'ouate. Cette boîte s'échauffera évidemment moins vite que l'eau qui se trouve en E et qui est en contact direct avec la source de chaleur. Cette eau, se transformant en vapeur,

(1) Le calcul démontre que la résistance opposée par l'air est d'autant plus considérable que l'écart est plus grand entre sa température et celle de la vapeur.

La densité de l'air étant prise pour unité, nous obtenons le tableau suivant :

Écart de température	Densité de vapeur saturée
10°	0,60
20°	0,59
30°	0,57
40°	0,55

distille et vient se condenser sur l'ouate qui forme paroi froide jusqu'au moment où, la pression étant partout de 1 atmosphère, la température est uniformément de 120°.

Si nous cessons le chauffage, l'ouate, en se refroidissant, poursuit la condensation de la vapeur, et, en définitive, le produit sera littéralement noyé; toute dessiccation spontanée sera devenue impossible.

Dans l'appareil Sorel, où le générateur de la vapeur et l'intérieur de l'autoclave sont théoriquement séparés par un robinet, pratiquement, le robinet devant rester ouvert pendant toute la première partie de l'opération, les condensations ont lieu sur l'ouate, paroi froide, comme dans le Chamberland.

Si, contrairement aux règles établies par l'auteur et dans le but de diminuer les condensations, on tient le robinet fermé jusqu'à ce que la température ait atteint 120°, et si, à ce moment seulement, on ouvre le robinet, la pression de la vapeur, qui était à l'entrée de 1 kilog., tombe instantanément, parce qu'elle vient occuper un volume considérable par rapport à celui qu'elle avait dans le générateur.

Dans ce cas, les distillations, pour être réduites, ne sont pas moins obligatoires pendant tout le temps que la pression mettra à revenir au niveau initial.

En résumé, tous ces appareils inondent littéralement les produits, en rendent toute dessiccation immédiate impossible pour les autoclaves à générateur non séparé (Chamberland), très laborieuse dans les autres (Sorel).

On a cherché à remédier à cet inconvénient par une série de procédés dont voici les principaux : Correctifs impuissants.

1° Les pansements sont transportés dans une étuve

sèche; mais cette manipulation expose les produits à une contamination presque certaine.

2° On fait traverser les produits par un courant d'air chaud : le risque de contamination est encore plus grand que dans le cas précédent.

3° On sèche dans l'autoclave même à l'aide d'une trompe; mais ce séchage est insuffisant : en effet, la chaleur nécessaire à l'évaporation de l'eau peut se décomposer en deux parties : 1° celle qui la porte à sa température d'ébullition; 2° celle qui la convertit en vapeur, la température restant constante. La trompe à vide n'a pour effet que de diminuer la première quantité, de beaucoup la moins importante.

Nous verrons, dans l'explication de notre procédé, que la dessiccation ne peut être vraiment efficace qu'en réduisant les condensations de façon à avoir le moins possible d'eau à vaporiser, et que cette vaporisation doit être obtenue spontanément par une chute brusque de pression, la chaleur absorbée par les matériaux de pansements lors de la stérilisation servant à vaporiser complètement l'eau condensée.

Nous ne sommes pas les seuls à avoir constaté l'insuffisance des moyens actuellement en usage, pour la dessiccation des pansements. La plupart de nos prédécesseurs se sont heurtés aux mêmes difficultés. Voici ce que nous lisons dans la *Gazette des Hôpitaux*, sous la signature de deux d'entre eux [1] :

« Aucun des procédés employés pour le séchage ne nous a donné de bons résultats pratiques; même en les combinant ensemble, nous ne sommes pas parvenus à

[1] *Gazette des Hôpitaux*, 1898, p. 1289 et suiv.

obtenir des tissus doués d'un pouvoir suffisant d'absorption... Même après plusieurs heures de vide à la trompe, et plusieurs jours de chauffe à l'étuve, ce qui, par parenthèse, occasionne une dépense d'eau et de combustible qui n'est pas négligeable, nos tissus restaient manifestement humides. »

4° Au point de vue de la conservation stérile :

Conservation stérile illusoire.

Théoriquement, un produit stérile ne l'est plus dès qu'il a été en contact avec l'air.

Dans l'impossibilité de discerner si la contamination a été dangereuse ou négligeable, nous ne pouvons admettre comme stériles que les substances qui, postérieurement à la stérilisation, n'ont jamais subi le contact extérieur.

Or, aucun procédé ne réalise cette condition, tous les récipients étant ou fermés à l'air libre après la stérilisation ou fermés avant, et, dès lors, la vapeur étant sans action sur le contenu [1].

Papiers et Cartonnages.

Est-il besoin de parler des conservations en papier, cartonnage, etc.? Nous avons déjà signalé l'impossibilité d'une pareille conservation à propos de la stérilisation par la chaleur sèche : le papier paraffiné ne peut être chauffé, le papier parcheminé jaunit, se gondole et devient cassant sous l'influence de la chaleur humide;

[1] Les dangers du contact de l'air sont beaucoup plus redoutables qu'on ne le pense généralement. Si, au moment de l'intervention chirurgicale, un microbe de l'atmosphère vient à tomber sur une plaie, il sera probablement détruit par la phagocytose, mais ce même microbe tombant sur de l'ouate ou de la gaze pourra s'y développer et cultiver.

« On ne peut plus considérer, dit M. Répin, les microbes de l'air comme inoffensifs, ainsi qu'on avait tendance à le faire au début de la période antiseptique, aujourd'hui qu'on sait que les produits des fermentations engendrées par des microbes sont de **puissants adjuvants pour le développement des microbes pathogènes.** »

TERRIER, Loc. cit.

le pouvoir hydrophile du papier sans colle l'expose à être contaminé par les manipulations nécessitées par le second empaquetage. Les cartonnages se décollent et sont retirés dans un état lamentable de l'autoclave. Quel chirurgien consentirait à employer de tels produits? La nécessité d'un récipient en métal ou en verre s'impose.

Les boîtes et bocaux actuellement en usage assurent-ils la conservation?

Boites.

Toutes les boîtes à éclipse ou à baïonnette qui ne ferment que par le frottement du couvercle sur la boîte doivent être rejetés. On sait, en effet, qu'une fermeture obtenue par pression de métal contre métal ne peut être hermétique. Il est facile de s'en rendre compte en mettant un liquide dans une boîte ainsi fermée : l'eau s'écoulera entièrement.

Boites avec joints d'ouate.

Examinons maintenant les dispositifs où un joint d'ouate se trouve intercalé entre le couvercle et la boîte.

Nous trouvons le modèle représenté ci-contre (*fig. 3*) renfermant un joint d'ouate dans la gorge O. Or, quelle que soit la pression exercée par le couvercle sur ce joint, il ne réussira qu'à le tasser sans que les bords du couvercle y puissent pénétrer d'une façon suffisante pour éviter les rentrées directes d'air.

L'ouate comprimée dans les ouvertures C (*fig. 4*) ne le sera jamais suffisamment pour éviter tout déplacement ultérieur de ce joint.

Le dispositif de la fig. 5, plus coûteux, ne vaut guère mieux. Si le joint y était convenablement pressé, la vapeur n'y pourrait plus pénétrer lors de la stérilisation.

De plus, remarquons que, dans ces deux derniers

modèles, la boîte et le couvercle ne sont réunis que par une simple bande de papier collée. Admettrait-on cette simple bande de papier comme fermeture d'une boîte de conserve alimentaire?

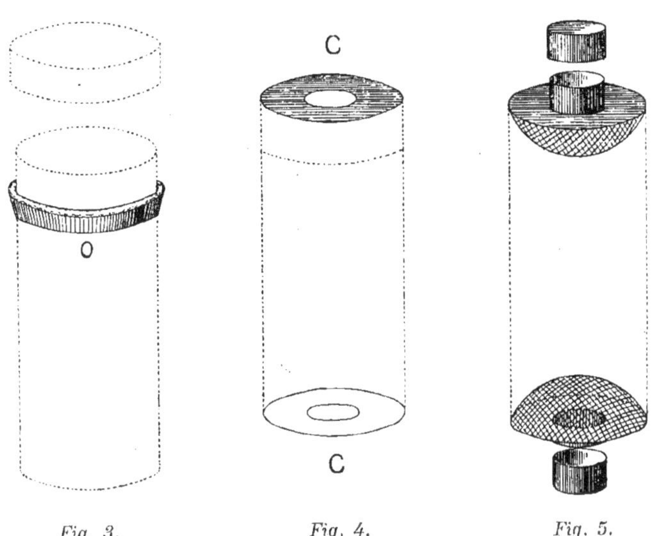

Fig. 3. *Fig. 4.* *Fig. 5.*

En résumé, nous voyons dans ces différents modèles : — ou le joint d'ouate trop comprimé pour permettre la parfaite pénétration de la vapeur (la vapeur, en effet, ne pénètre pas toujours aussi facilement qu'on le pense généralement : nous en avons déjà donné des preuves), — ou ce joint trop peu comprimé pour éviter tout déplacement subséquent : cette mobilité amène forcément l'entrée directe d'air non filtré; et quel bactériologiste n'a constaté que ce fait est la cause de l'altération de nombreux tubes de culture?

STÉRILISATION EN BOCAUX

Cette stérilisation est faite dans l'industrie de trois manières différentes :

1° Le bocal vide de tout liquide est chauffé après fermeture préalable.

L'air emprisonné dans ce bocal ne pouvant augmenter de volume, sa pression devient plus grande sous l'influence de la chaleur : le couvercle tend à se soulever.

En cas d'obturation imparfaite, l'air s'échappe donc partiellement, soit pendant le chauffage si l'on opère à l'étuve sèche, soit durant le refroidissement si l'on opère à l'autoclave.

Après refroidissement complet, le vide qui s'est produit dans le bocal en rend le débouchage d'autant plus impossible que le diamètre du couvercle est plus grand.

Si le bocal, au contraire, se débouche facilement, c'est qu'une rentrée d'air s'est produite : cette rentrée d'air compromet gravement la conservation du produit.

Ce mode de stérilisation opérant exclusivement par l'air chaud doit avoir lieu à 150° au moins. L'expérience nous confirme que, dans ce cas, tout débouchage est rendu impossible pour un couvercle de 0m09 de diamètre.

2° Le bocal contenant de l'eau est bouché, puis autoclavé à 120°.

Le couvercle du bocal ne tendra à se soulever qu'autant que la pression intérieure dépassera la pression supportée extérieurement.

Examinons ce qui se produit au moment où l'on cesse de chauffer l'autoclave.

Celui-ci se refroidira évidemment plus vite que le bocal qu'il contient, les vitesses de refroidissement étant proportionnelles aux surfaces.

D'autres facteurs accentuent encore cette différence de chaleur. Alors que la température intérieure et la température extérieure du bocal n'ont qu'un écart de 10° au plus, cet écart est de 100° entre l'intérieur et l'extérieur de l'autoclave, tout au moins au début du refroidissement. De plus, le pouvoir rayonnant de la tôle (3,36) est supérieur à celui du verre (2,91).

On ne pourra donc éviter, malgré toutes les précautions, l'éventualité d'un débouchage possible.

Aussi l'expérimentation nous montre-t-elle qu'un de ces bocaux contenant de l'eau et véritablement chauffé à 120° a perdu de son poids après stérilisation, sauf, bien entendu, le cas où la fermeture en serait assurée par une série de boulons, comme dans les autoclaves ordinaires.

Si ce bocal peut se déboucher facilement, c'est la preuve évidente que l'air y est rentré après la stérilisation, sans quoi le vide intérieur produit par la sortie de la vapeur en rendrait l'ouverture impossible.

3° **Le bocal contenant de l'alcool est d'abord porté à 75°; quand tout l'air a été chassé par les vapeurs d'alcool, ce bocal est bouché, puis chauffé à 120°.**

Prenons comme exemple un bocal de petites dimensions : ce qui sera vrai pour lui le sera à plus forte raison pour un bocal plus grand.

Volume du bocal = 550^{cc},
Diamètre = 8^{cm}8,
Hauteur = 9^{cm},
Surface totale = 370^{cq},
Surface du couvercle = 60^{cq}8.

A 120^{0}, la pression effective de l'alcool est de 3^{k}347 au centimètre carré. La pression intérieure sera donc :

Pour le bocal entier : 1.238 kilogr.
Pour le couvercle seul : 204 —

Si nous déduisons la pression exercée extérieurement par la vapeur d'eau saturée à 120^{0} (1 kilogr. par centimètre carré), les pressions intérieures seront :

Pour le bocal entier : 868 kilogr.
Pour le couvercle : 143 —

Nous doutons que le bocal et le couvercle puissent résister à une pareille force.

Voyons donc comment ils se comportent sous une telle pression :

Le couvercle métallique se bombe extérieurement dès que la pression intérieure devient supérieure à 1 kilogr. La fermeture n'étant plus étanche, l'alcool s'échappe sous une pression de 1^{k}2 au maximum, tension sous laquelle sa température ne peut dépasser 100^{0}. Le bocal se vide d'alcool très rapidement; puis, la pression exercée extérieurement par la vapeur d'eau devenant plus forte que la pression intérieure, le bocal se rebouche et nous retombons dans le cas d'une simple stérilisation à sec ne dépassant pas 120°. Il y a donc eu dans cette opération : 1° une stérilisation par vapeur d'alcool à 100° au maximum ; 2° un étuvage à sec à 120° : tous les deux sont notoirement insuffisants pour obtenir une asepsie absolue.

Quand le bocal est retiré froid de l'autoclave, le vide parfait doit exister à l'intérieur : la pression atmosphérique exercée sur le couvercle est donc de 60 kilogr. Ce couvercle, que la simple pression du doigt peut déformer, doit prendre évidemment une forme concave et adhérer au bocal avec une telle force, qu'il est impossible de l'enlever.

Admettons un moment que les choses se passent comme le disent les auteurs de cette méthode, et qu'il n'y ait pas eu de fuite d'alcool pendant la stérilisation, le vide n'en doit pas moins exister dans ces bocaux, et les couvercles doivent présenter la concavité et l'adhérence que nous venons de signaler. Nous ne nous expliquons donc pas pourquoi les bocaux vendus dans le commerce ont un couvercle absolument plan et se débouchent avec la plus grande facilité. Il nous est arrivé, il est vrai, de ne pouvoir déboucher un de ces flacons : mais, après avoir percé le couvercle, la résistance n'ayant pas diminué, nous avons été obligés de reconnaître qu'elle était due, non pas au vide, mais à l'oxydation du métal.

Nous estimons donc que le système de stérilisation en bocaux n'est qu'illusoire dès que le couvercle atteint certaines proportions (0m 08).

PRODUITS DU COMMERCE

On rencontre maintenant beaucoup de produits qui sont vendus comme ayant été stérilisés par la vapeur saturée sous pression. Nous pouvons dire qu'aucun de ces produits ne présente de garanties suffisantes :

Insuffisamment stérilisés.

Insuffisance au point de vue de la stérilisation. — Tous ces produits sont stérilisés dans des autoclaves se rapportant aux types que nous avons examinés plus haut. Nous avons montré quelles causes d'erreur pouvait occasionner la mauvaise disposition de ces appareils. Les uns ne peuvent être chauffés qu'à une température insuffisante; d'autres ayant leur robinet purgeur placé à leur partie supérieure retiennent une certaine quantité d'air qui fausse les indications du manomètre. Les boîtes y sont placées verticalement, et l'air qu'elles retiennent empêche la pénétration de la vapeur.

D'ailleurs, quelle que soit la perfection des autoclaves actuels, ils ne peuvent réaliser la stérilisation parfaite que par une véritable inondation des produits traités.

Insuffisamment séchés.

Insuffisance au point de vue de la dessiccation. — Nous avons vu qu'aucun appareil ne peut donner une dessiccation complète sans un étuvage postérieur : nous avons montré qu'on risquait presque toujours de contaminer les pansements dans cette opération.

Inaptes à la conservation.

Insuffisance au point de vue de la conservation. — Nous avons montré l'insuffisance des enveloppages en papier ou en carton, la mauvaise fermeture des boîtes actuellement employées, et l'impossibilité de la stérilisation sans rentrée d'air dans des bocaux mis fermés à l'autoclave.

Nous pouvons donc en conclure **qu'aucun produit actuellement dans le commerce ne peut donner de sécurité absolue au chirurgien,** que souvent les produits stérilisés par le chirurgien lui-même sont sujets aux mêmes causes d'erreur et qu'aucun de ces produits ne peut se conserver aseptique.

NOS PROCÉDÉS DE STÉRILISATION

Nos procédés de stérilisation sont de deux sortes, suivant qu'il s'agit :

1° De produits non altérables par la vapeur d'eau (ouate, gaze, toile, caoutchouc, etc.);

2° De produits altérables par la vapeur d'eau (catgut, soie, laminaires, etc.).

De toute façon, c'est par la suppression radicale de toute **manipulation postérieure à la stérilisation** que nous réalisons la conservation aseptique.

Pas de manipulations après la stérilisation. — Toute manipulation après la stérilisation est une contamination.

STÉRILISATION DES PANSEMENTS CHIRURGICAUX

PAR LA VAPEUR SATURÉE SOUS PRESSION (1)

Dans ce procédé, **la stérilisation** est obtenue exclusivement par la **vapeur d'eau saturée sous pression.**

La **dessiccation** est obtenue spontanément par la **détente en double paroi chaude.** (Procédé spécial.)

La **conservation** est assurée par **bouchage automatique** des récipients à l'abri de l'air, **dans l'autoclave même.**

L'innovation de notre méthode résulte de **la réunion en une seule** de ces trois opérations jusqu'alors distinctes :

I. — STÉRILISATION

II. — DESSICCATION

III. — BOUCHAGE

Chacune de ces opérations est faite avec une **rigueur mathématique que n'offre aucun autre procédé.**

(1) Procédé breveté S. G. D. G. en France et à l'Etranger.

Décrit au *Bulletin de Thérapeutique* (8 septembre 1901).

Présenté à la Société de Biologie (2 novembre 1901).

DESCRIPTION DE NOTRE PROCÉDÉ

I. — STÉRILISATION

Notre appareil n'offre aucun des inconvénients que nous avons signalés dans les autres autoclaves.

L'air est complètement expulsé par le robinet placé à la partie la plus basse de l'appareil.

Chasse d'air complète.

Nous avons montré à quel point la disposition du robinet purgeur placé à la partie supérieure des autres appareils pouvait fausser les résultats de l'opération. Nous sommes donc sûrs de n'avoir dans notre appareil que de la vapeur d'eau saturée sans aucun mélange d'air. Nous évitons ainsi toute erreur de température, car notre manomètre ne nous donnera pas d'indication de pression supérieure à celle correspondant à la température réelle de la vapeur.

Disposition horizontale des boîtes.

Nous avons vu combien était défectueuse la coutume de mettre les boîtes verticalement, l'air se trouvant ainsi emprisonné et formant dans le fond un matelas plus ou moins épais qui s'oppose à la pénétration de la vapeur. Nous disposons nos boîtes **horizontalement** et largement ouvertes ; de cette façon, l'air plus dense est déplacé par la vapeur d'eau et s'écoule très facilement par le bas.

Nous assurons ainsi une **pénétration parfaite** dans tous les points de la substance à stériliser [1]. Pénétration.

Nous envoyons de la vapeur à 152°, température bien supérieure à celle qu'on atteint dans les autoclaves ordinaires : cette vapeur a une pression de 5 atmosphères. Température.

Nul appareil ne peut donc offrir autant de garanties que le nôtre. Par la chasse complète de l'air, par la disposition de nos boîtes, par la force de pénétration et la température de la vapeur envoyée, notre procédé donne, comme nous l'avons déjà dit, des résultats d'une **rigueur mathématique.**

Voici la façon dont s'opère la stérilisation : Mode opératoire.

Nos boîtes métalliques sont garnies des produits à stériliser (ouate, gaze, toile, etc.).

[1] **Expérience.** — Quatre boîtes sont déposées dans l'autoclave : elles contiennent de l'ouate dans laquelle sont placés des thermomètres à maxima, des tubes témoins fusibles à 129°, et des fragments de catgut dans des tubes ouverts et dans des tubes scellés. Dans les boîtes 2 et 4, l'ouate a été **fortement comprimée.**

Après stérilisation nous obtenons les résultats suivants :

Boîtes	Poids total		Température obtenue au centre des boîtes	Tubes témoins	Catgut en tube ouvert	Catgut en tube fermé
	Avant stérilisation	Après stérilisation				
N° 1	572	573	138°	Fondu	gélatinisé	intact
N° 2	675	679	130°	Fondu	gélatinisé	intact
N° 3	345	345	141°	Fondu	gélatinisé	intact
N° 4	415	416	136°	Fondu	gélatinisé	intact

Les thermomètres et les tubes témoins attestent la pénétration de la chaleur jusqu'au centre des boîtes. L'état des catguts atteste que cette chaleur a été apportée sous forme de vapeur et qu'elle n'est pas le résultat de la conductibilité de l'ouate : le catgut en tube fermé confirme ce fait en montrant que mis à l'abri de la vapeur, il est resté intact.

Une rondelle épaisse d'ouate ordinaire et une autre de gaze sont disposées sur l'ouverture (*fig. 6*).

Un anneau métallique semblable à celui de la fig. 7 est disposé à force sur la calotte d'ouate (*fig. 8*).

Le couvercle est introduit entre les griffes de l'anneau (*fig. 9*), et est ainsi maintenu en face de l'ouverture de la boîte, qui est placée ouverte et couchée dans l'autoclave.

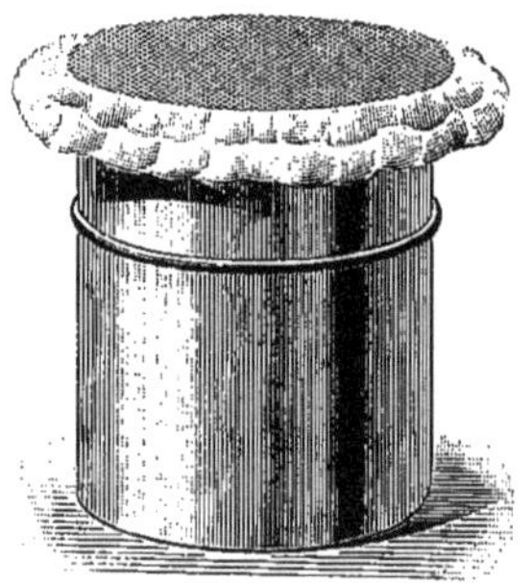

Fig. 6.

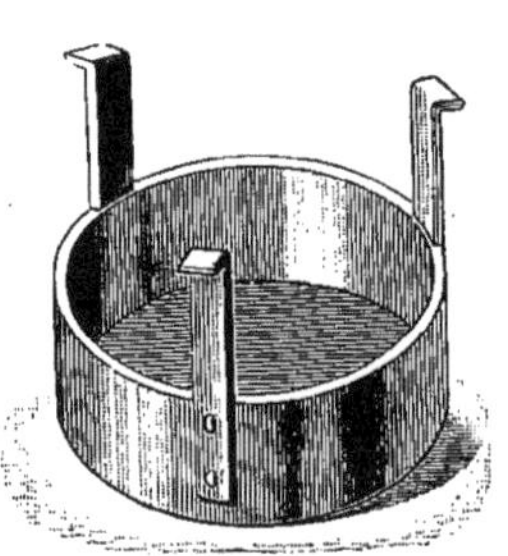

Fig. 7.

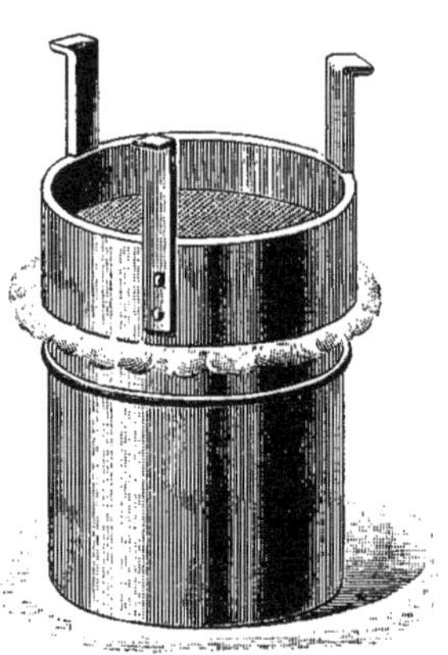

Fig. 8.

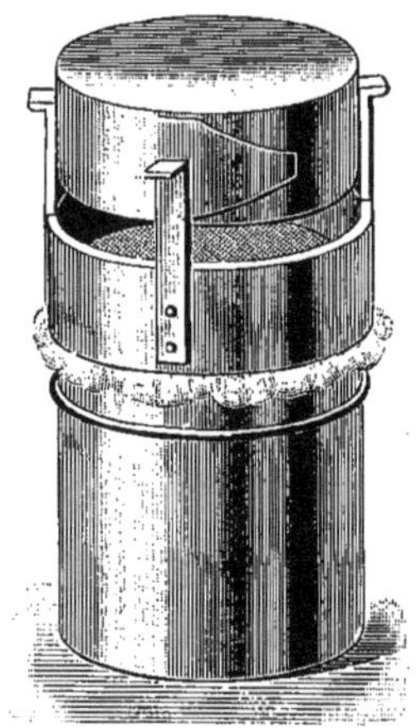

Fig. 9.

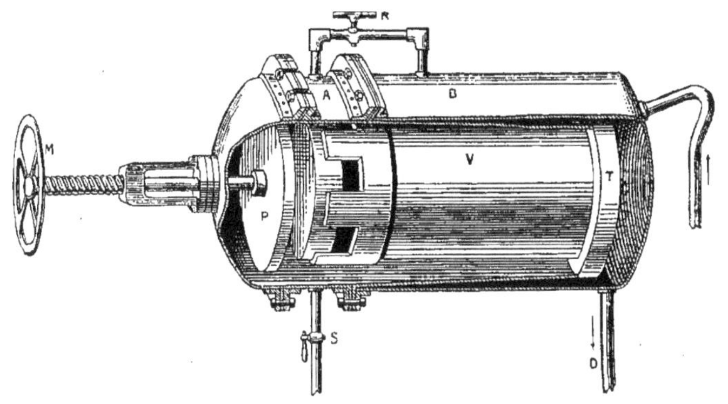

Fig. 10.

L'appareil que nous représentons schématiquement (*fig. 10*) est constitué par un cylindre A plongeant dans un autre plus large B. Tous les deux communiquent par le robinet R, l'espace compris entre A et B formant double enveloppe. Description.

Celle-ci reçoit par C la vapeur d'un générateur placé en contre-bas, les eaux entraînées qui se déposent dans la double enveloppe retournent à la chaudière par D.

Sur la porte de l'autoclave se trouve monté un piston à vis qui, mû par la manivelle M, fait enfoncer à volonté le plateau P.

En S se trouve le robinet servant à la sortie de l'air et à la détente.

La boîte V, préparée comme il a été dit plus haut, est disposée **horizontalement** dans l'appareil, maintenue par le support T.

La porte de l'appareil étant fermée, la double enveloppe B est remplie de vapeur saturée à 152° (5 atmos- Stérilisation.

phères). L'autoclave fonctionne alors comme étuve sèche et assure ainsi un chauffage rapide des produits.

On ouvre alors les robinets S et R. La vapeur entre brusquement dans l'autoclave, l'air plus lourd s'échappe en bas par le robinet S. L'entrée de la vapeur se fait librement dans la boîte V maintenue largement ouverte, et la disposition horizontale permet le libre départ de l'air. On ferme le robinet S lorsque la vapeur sort franchement.

Grâce à la puissance de la chaudière, la pression tombée à 4 atmosphères (144°) remonte presque instantanément à 5 atmosphères. On évite ainsi les distillations dangereuses.

Après 20 minutes, la stérilisation est terminée : on procède alors à la dessiccation.

II. — DESSICCATION

L'exemple que nous allons donner va nous permettre d'expliquer clairement par quel procédé nous arrivons à obtenir une dessiccation parfaite.

Prenons une ampoule scellée contenant 1,000 centimètres cubes d'eau à 143°. Brisons-en le col : brusquement, la pression tombe de 3 kilog. à 0 kilog.; l'eau entre en ébullition et 100 centimètres cubes environ s'évaporent spontanément. Cette quantité d'eau évaporée aurait été encore plus grande si la température initiale avait été supérieure à 143°, et plus faible, si la température avait été plus basse.

Voulons-nous maintenant évaporer les 900 centimètres cubes d'eau qui restent dans le récipient? Cela ne demandera pas moins de deux heures d'une ébullition soutenue.

Cette expérience nous montre que, pour obtenir une dessiccation rapide et parfaite, il faut faire en sorte que la quantité d'eau condensée sur les pansements soit spontanément vaporisable comme les 100 centimètres cubes que nous avons vu s'échapper du ballon : car l'eau condensée en trop grande quantité sera aussi difficile à évaporer que les 900 grammes qui restaient dans ce récipient.

Il nous faut donc : 1° empêcher toute introduction d'eau liquide; 2° réduire le plus possible les condensations de la vapeur; 3° faire une chute de pression suffisante pour que la quantité d'eau condensée soit spontanément vaporisable.

Purge de la vapeur.

1° Pour empêcher toute introduction d'eau liquide, nous purgeons la vapeur avant son entrée dans l'autoclave. La vapeur saturée est, en effet, un mélange d'eau vaporisée et d'eau liquide mécaniquement entraînée dont la proportion peut atteindre 50 %. Nous enlevons à la vapeur cette eau inutile, d'abord au moyen d'un purgeur spécial, et ensuite en lui faisant traverser en chicane la double enveloppe de notre autoclave.

Réduction des condensations.

2° Pour réduire les condensations de la vapeur, il nous faut empêcher autant que possible les distillations primitives dont nous avons constaté les inconvénients en étudiant les différents modèles d'autoclaves. Nous avons vu, en effet, que, dans ces autoclaves, au début de l'opération, les pansements s'échauffant moins rapidement que l'eau, celle-ci distille et vient se condenser sur ces produits formant paroi froide. Notre autoclave est entouré d'une double enveloppe dans laquelle circule la vapeur; cette double enveloppe est isolée de l'intérieur de l'appareil par un jeu de robinets. Nous tenons, au début, ces robinets fermés, de façon à échauffer les produits, et c'est seulement quand ceux-ci sont suffisamment chauds que nous laissons entrer la vapeur. Les condensations sont ainsi beaucoup moins considérables que dans les autres autoclaves.

Nous avons signalé dans le fonctionnement de l'appareil Sorel l'inconvénient d'une grande chute de pression au moment de l'entrée de la vapeur : en effet, si on ouvre le robinet au moment où la vapeur a une pression de 2 kilog., cette pression tombe instantanément, la vapeur introduite à 2 kilog. de pression venant occuper un volume considérable par rapport à celui qu'elle avait dans la chaudière, et, pendant tout le temps où la pression remonte, les distillations se produisent.

Pour remédier à cet inconvénient, notre autoclave est relié à une puissante chaudière dont la capacité est bien supérieure à celle de notre autoclave. Nous envoyons de la vapeur à haute pression (5 atmosphères) et les volumes de la double enveloppe et de l'autoclave sont calculés de façon qu'après introduction la vapeur ne descende pas au-dessous de 4 atmosphères.

En échauffant nos produits préalablement et en évitant une trop grande chute de pression au moment de l'entrée de la vapeur, nous évitons donc que nos produits soient mouillés par une quantité trop considérable d'eau condensée.

Détente.

3° Comme nous l'avons dit plus haut, il nous reste à faire, à la fin de l'opération, une chute suffisante de pression pour que cette quantité relativement minime d'eau se volatilise spontanément.

L'exemple de l'ampoule que nous avons donné nous fait voir que plus cette chute sera grande, plus la quantité d'eau évaporée sera considérable.

Et plus cette chute sera rapide, plus les boîtes se conserveront chaudes.

Voici comment s'opère ce séchage : à la fin de la stérilisation, nos boîtes sont à 152°. Quand, après avoir fermé le robinet d'entrée de vapeur, nous ouvrons le robinet purgeur, la pression tombe brusquement de 5 à 1 atmosphère. L'équilibre de température devrait donc tendre à s'établir à 100° : mais la double enveloppe de l'autoclave toujours remplie de vapeurs à 5 atmosphères reste à 152° : la chaleur absorbée par les boîtes qui ne peuvent se refroidir extérieurement par rayonnement se porte intégralement sur l'eau condensée dans les pansements et l'évapore ; le supplément de liquide, s'il en existe, est chassé mécaniquement par cette brusque sortie. La dessiccation devient parfaite.

En définitive, c'est surtout le rapport entre la chute de pression à l'entrée et la chute de pression à la sortie qui détermine l'intensité de la dessiccation.

Nous avons rendu aussi faible que possible la chute de la vapeur à son entrée : 1° par le chauffage préalable des boîtes à pansements au moyen de la double enveloppe ; 2° par l'introduction de la vapeur à haute pression (5 atmosphères) ; 3° par l'augmentation du volume de la chaudière par rapport à celui de l'autoclave de façon que la chute soit limitée à 1 kilog.

2° Nous avons rendu aussi considérable que possible la chute de la vapeur à sa sortie : 1° par l'importance de cette chute (chute de 4 atmosphères); 2° par sa rapidité.

C'est ce procédé, dont nous sommes inventeurs, que nous avons démontré très différent de l'étuvage Sorel, que nous désignerons sous le nom de « **Séchage par détente en double paroi chaude** (1). »

III. — BOUCHAGE

Nous avons donc obtenu au moyen des opérations précédentes des produits **rigoureusement aseptiques** et **parfaitement secs.**

Il nous faut maintenant conserver ces produits de telle façon que **leur asepsie soit sûrement maintenue** jusqu'au moment de leur emploi.

Nous avons démontré plus haut qu'aucun des procédés utilisés jusqu'ici ne permettait d'obtenir ce résultat, les boîtes étant bouchées après leur sortie de l'autoclave, c'est-à-dire après que leur contenu a subi plus ou moins longtemps le contact de l'air...

(1) Nous pensons que cette détente elle-même peut suffire pour produire l'éclatement des spores.

Prenons comme exemple la cuisson de la pomme de terre :

1° Dans l'eau, bouillant à l'air libre;

2° Dans l'autoclave à 144°.

Après une demi-heure de cuisson à l'air, les cellules sont gonflées par l'eau, mais néanmoins distinctes et entières.

Après cuisson dans l'autoclave à 144°, le contenu des cellules est bien plus disséminé; toutefois les membranes cellulaires sont encore intactes. Si alors nous faisons une détente en ouvrant le robinet de purge, la pression tombe de 4 atmosphères à l'équilibre atmosphérique; l'eau contenue dans chaque cellule se vaporise spontanément et les membranes étant déchirées par une sorte d'explosion, la cellule est radicalement détruite.

Ne sommes-nous pas autorisés à supposer que l'action de la détente de vapeur sur les spores est identique?

Un seul moyen peut empêcher cette cause presque certaine de contamination, c'est le **Bouchage dans l'autoclave même.**

C'est ce procédé que nous avons adopté.

Mode opératoire.

La stérilisation étant obtenue et la dessiccation étant parfaite, nous actionnons la manivelle M (*fig. 10*). Le plateau P vient s'appuyer sur le couvercle de la boîte et le repousse jusqu'à ce que sa surface supérieure arrive au niveau de l'extrémité libre des griffes de l'anneau (*fig. 11*).

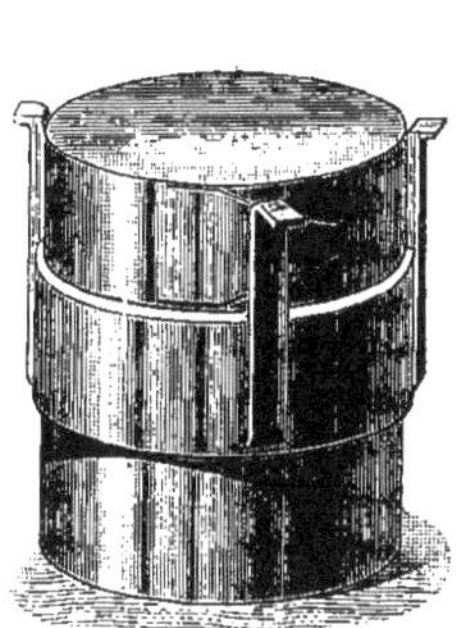

Fig. 11.

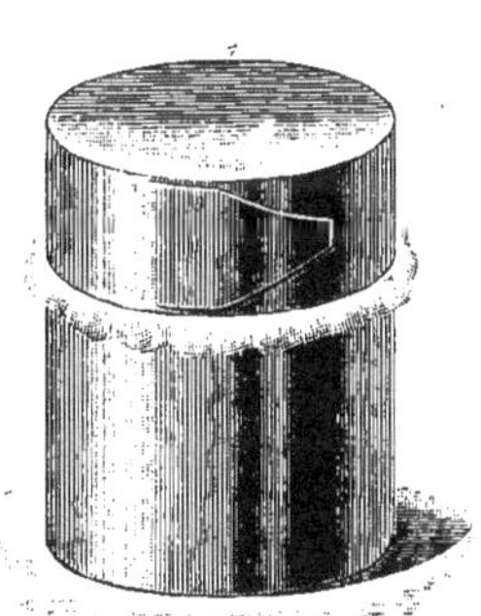

Fig. 13.

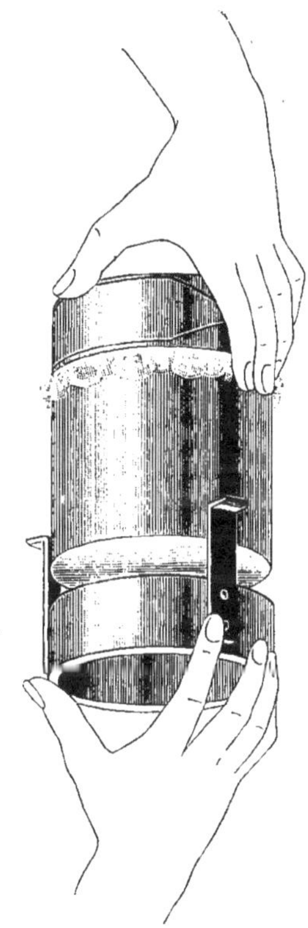

Fig. 12.

Le couvercle et l'anneau se trouvent dès lors poussés ensemble ; l'anneau, précédant le couvercle, lui prépare le chemin, en sertissant énergiquement le joint d'ouate.

La boîte est maintenant fermée avec une telle énergie qu'il est absolument impossible de l'ouvrir par arrachement.

L'autoclave peut alors être ouvert sans inconvénient. La boîte est retirée, et son anneau, devenu inutile, est enlevé (*fig. 12*).

La boîte est dans son état final (*fig. 13*). Les produits y sont stériles, secs, et d'une conservation indéfinie.

Mode d'ouverture des boîtes.

Pour ouvrir ces boîtes au moment de leur emploi, comme tout débouchage par arrachement est, ainsi que nous l'avons vu, impossible, une clef à conserves est passée dans la languette placée sur le côté du couvercle (*fig. 14*).

Par un léger effort, on déroule une partie de la bande latérale et le couvercle s'enlève alors très facilement (*fig. 15*).

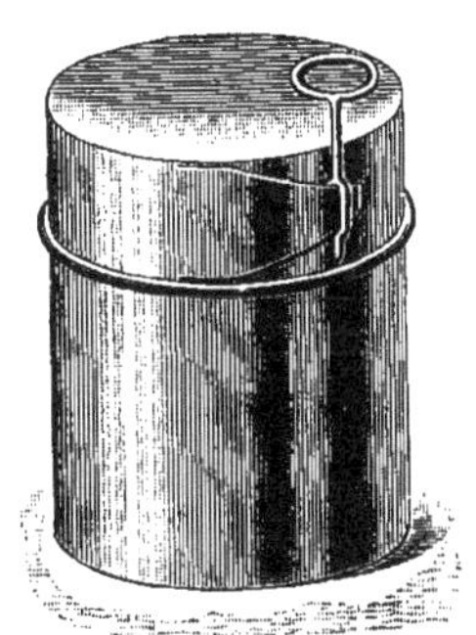

Fig. 14.

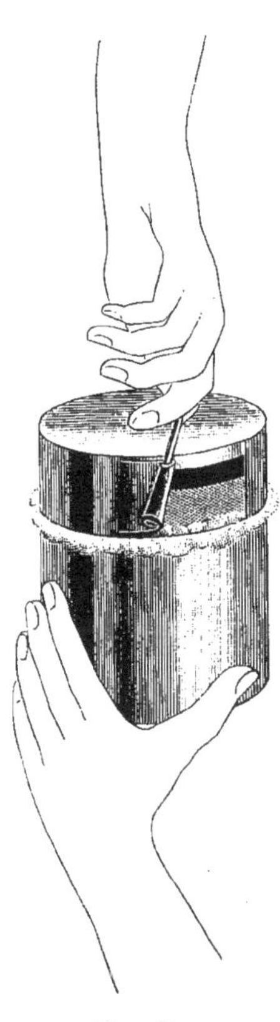

Fig. 15.

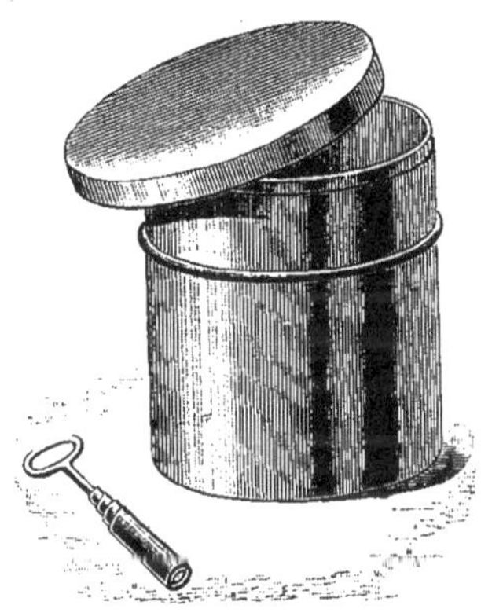

Fig. 16.

Dans le cas où l'on voudrait reboucher provisoirement la boîte, on dessoudra complètement cette bande latérale : on trouvera un fond embouti sur une profondeur suffisante pour servir de couvercle à la boîte (*fig. 16*). Ceci est évidemment contraire aux lois de l'asepsie : aussi préparons-nous des boîtes de toutes grandeurs (*fig. 17*), afin que leur contenu puisse être utilisé en une seule fois.

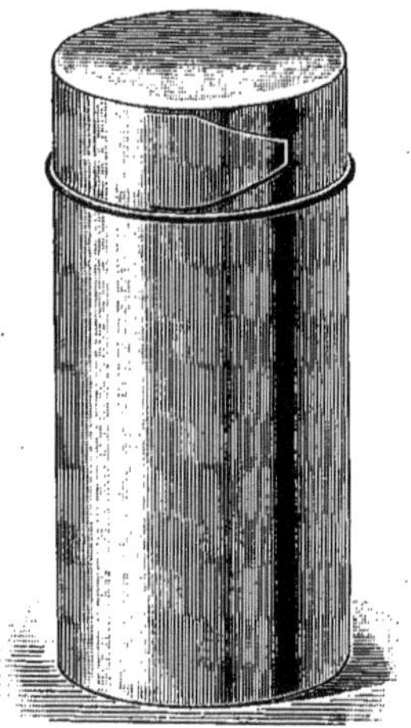

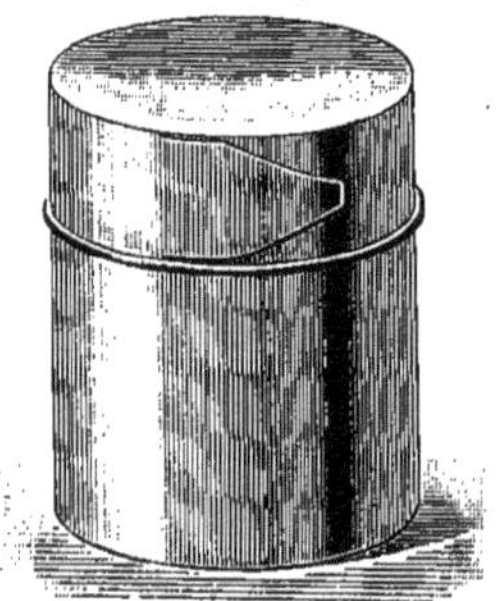

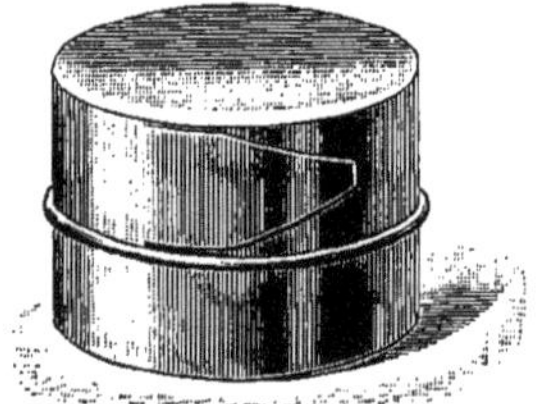

Fig. 17.

Conservation indéfinie.

Ces boîtes sont d'une conservation indéfinie. En effet, le joint d'ouate absolument immuable, étanche et sec, comprimé sous très forte pression, épouse entièrement les surfaces sur lesquelles il porte [1].

Le bouchage ayant lieu au moment où la pression de l'autoclave est égale à celle de l'atmosphère, nos boîtes ne subissent extérieurement aucune déformation, et la rentrée d'air s'effectue sans pression et après filtration intégrale à travers notre joint d'ouate haut de trois centimètres.

L'appareil que nous avons décrit (*fig. 10*) n'est qu'une réduction de notre autoclave.

L'intérêt industriel de notre appareil est précisément dans l'extension pour ainsi dire indéfinie qui peut lui être donnée.

L'un de nos autoclaves fonctionnant actuellement est formé de deux corps jumeaux reliés extérieurement par la double enveloppe, et sa production peut atteindre jusqu'à 600 boîtes par jour, tout en soumettant les produits pendant 20 minutes à l'action de la vapeur saturée à 150°.

(1) L'expérience suivante prouvera l'étanchéité parfaite de notre joint d'ouate : nous avons pris 2 de nos boîtes stérilisées pesant exactement l'une 222 gr. et l'autre 203 gr. Après les avoir tenues immergées pendant 3 jours dans une cuve d'eau, nous les avons de nouveau pesées : leur poids était rigoureusement le même. De plus le joint d'ouate, ouvert et soigneusement vérifié, a été trouvé parfaitement sec ainsi que l'intérieur et le contenu de la boîte.

EXPÉRIENCES BACTÉRIOLOGIQUES

Bien que la pénétration de la chaleur dans nos boîtes, sous forme de vapeurs saturées, nous soit suffisamment démontrée, tant par la teinte uniforme prise par les produits que par l'aspect des tubes témoins, nous avons voulu soumettre cette méthode à un examen et à un contrôle des plus sérieux.

M. le professeur Pouchet a bien voulu faire l'essai bactériologique des produits stérilisés dans notre autoclave.

Voici quels sont les résultats de ses recherches publiés au *Bulletin de Thérapeutique,* t. CXLII, 8 septembre 1901, p. 339 :

RAPPORT DE M. LE PROFESSEUR POUCHET

« Le 17 décembre 1900, on place au centre, et enroulés dans l'ouate, les différentes cultures et produits mentionnés ci-dessous. Le tout est introduit dans les boîtes en fer-blanc qui doivent être traitées et bouchées dans l'autoclave.

Les boîtes en fer-blanc seules pèsent en moyenne. 275gr
Le poids de l'ouate contenue.................. 135
L'anneau du coton formant joint.............. 15

CULTURES ET PRODUITS SOUMIS AUX EXPÉRIENCES

1° **Vibrion septique :** sang et sérosités desséchés de cobayes morts de septicémie : ces produits sont placés dans un linge.

2° **Bacillus Anthracis :** sang, sérosités, foie desséchés et pulvérisés de cobayes morts du charbon : produits placés dans un tube de verre.

3° **Bacillus pyocyaneus :** culture en pleine activité contenue dans une ampoule de verre vert très épais.

4° **Bacille typhique :** culture en pleine activité.

5° **Coli-bacille virulent :** culture en pleine activité.

6° **Coli-bacille non virulent :** culture en pleine activité.

Ces cultures sont toutes contenues dans des ampoules en verre vert très épais.

7° **Bacillus subtilis :** voile de bouillon de culture desséché et placé dans un linge.

8° **Levure blanche :** culture sur pomme de terre.

Le 24 décembre, les boîtes sont rapportées au Laboratoire. On constate qu'elles sont en bon état et que le couvercle est solidement fixé par le joint de coton comprimé.

On ouvre ces boîtes au moyen d'une clef spéciale; l'ouate est sèche et paraît ne pas avoir été altérée.

On procède de suite aux ensemencements : 1° avec des fragments d'ouate prélevés en différentes places de chaque boîte ; 2° avec les cultures placées dans l'intérieur de ces boîtes ; 3° on inocule des cobayes avec les produits septiques et charbonneux ; 4° on fait en même temps des témoins avec les mêmes cultures et produits qui n'ont pas subi la stérilisation.

RÉSULTATS :

Les cultures du bacille typhique, des coli-bacilles virulents et non virulents, du bacillus subtilis, de la levure blanche, du bacille pyocyanique sont absolument stériles après réensemencement dans le bouillon ordinaire et 15 jours d'étuve à 36°.

Les témoins cultivent abondamment.

Les cobayes inoculés avec les produits septiques et charbonneux sont vivants 45 jours après ces inoculations.

Les témoins sont morts en 48 et 72 heures avec les caractères classiques de la septicémie et du charbon.

Les différents bouillons ensemencés avec l'ouate demeurent stériles.

Les mêmes expériences effectuées sur des boîtes de la même série trois semaines après leur stérilisation à cet autoclave ont donné des résultats identiques.

Tous les germes et spores sont tués dans ces conditions au centre d'un paquet d'ouate de 135 grammes. »

STÉRILISATION PAR LA VAPEUR D'ALCOOL

DES PRODUITS ALTÉRABLES PAR LA VAPEUR D'EAU

TELS QUE LE CATGUT

On a cherché depuis longtemps à stériliser ces produits par des liquides ou des vapeurs qui, sans les altérer comme le fait la vapeur d'eau, fussent d'un emploi aussi sûr et aussi régulier que celui-ci. Schimmelbusch a reconnu qu'un grand nombre d'huiles et d'essences réalisent la première condition, par exemple, les huiles éthérées, l'huile de bergamote, d'œillette, d'aniline, etc. Brunner a fait la même constatation pour le xylol, et il a préconisé un procédé consistant à placer le catgut dans un flacon fermé en présence du xylol, et à plonger le flacon pendant 3 heures dans la vapeur d'eau à 100°. Il est incontestable que cette méthode possède sur celle de l'air sec, l'avantage d'assurer une répartition uniforme et une graduation facile de la chaleur : on est sûr que tout objet, à la surface duquel se fait une condensation de vapeur, est porté à la température précise de formation de cette vapeur. Malgré cela, les auteurs qui ont étudié ce procédé ont été surpris de ne lui trouver qu'une efficacité bien inférieure à celle de la vapeur d'eau à 100°, et cela, même avec des liquides bouillants à des températures de 130 ou 140° et portés à l'ébullition.

« Ce résultat s'explique aisément, dit le Dr Repin [1], à qui nous empruntons les lignes suivantes :

« La vapeur d'eau, en effet, doit sa puissance spéciale à la propriété purement physique que possède l'eau de mouiller la membrane d'enveloppe des spores, de la traverser par voie d'osmose, et de permettre la coagulation du protoplasma sous l'action de la chaleur. Si, de plus, cette vapeur possède une pression propre, on conçoit que sa vitesse et sa puissance de pénétration se trouvent accrues en proportion. Aussi suffit-il de chauffer de la vapeur d'eau à 110 ou 115° en vase clos, pour lui conférer un pouvoir destructeur rapide et absolu, tandis que l'air et les vapeurs non comprimées doivent être portés à 150° et agir pendant des heures, pour exercer une action germicide comparable. La première condition, pour stériliser par l'action d'une vapeur quelconque, est donc d'employer cette vapeur sous pression. Les premiers essais que je fis dans cet ordre d'idées, dans le laboratoire de M. le Dr François-Franck, au Collège de France, furent effectués avec le toluène qui bout à 111°. Le catgut était enfermé, en présence d'une petite quantité de toluène, dans des tubes scellés que je chauffais à 130°. J'obtins ainsi des résultats bien supérieurs à ceux que donne l'air sec : il suffisait, en effet, de prolonger le chauffage pendant 30 minutes pour obtenir à coup sûr la stérilisation du catgut. Mais, lorsque j'entrepris, sur les indications de M. Roux, des expériences de contrôle avec des spores particulièrement résistantes, les résultats furent tout autres que ceux que l'on aurait pu attendre.

« Le même traitement qui fournissait constamment du catgut stérile se montra impuissant à stériliser des

[1] *Annales de l'Institut Pasteur*, 1894, vol. VIII, p. 170 et suiv.

poussières dans lesquelles se trouvaient des spores de bacillus subtilis. Ce fait démontre bien que de simples essais bactériologiques ne permettent pas de compter sur l'innocuité absolue du catgut : de nombreux tubes de culture auront pu rester stériles, alors qu'il restera en quelque point des spores pathogènes résistantes, comme celles du bacillus anthracis, susceptibles de se réveiller une fois inoculées. Il est donc nécessaire que la méthode employée ait fait ses preuves directement à l'égard des espèces pathogènes les plus résistantes, non seulement par le moyen des cultures *in vitro*, mais aussi par celui des inoculations.

« Il manquait, en réalité, quelque chose à la vapeur de toluène pour constituer un bon agent de désinfection : cet hydrocarbure n'est pas miscible à l'eau, il est probable que sa vapeur ne mouille qu'imparfaitement les corps organisés, qui ont une grande affinité pour l'eau et en retiennent toujours des traces. C'est alors que M. Roux me conseilla d'essayer de la vapeur d'alcool, dont il avait lui-même obtenu autrefois de bons résultats pour la stérilisation des matières organiques délicates. L'étude méthodique de cet agent prouva, en effet, qu'il constitue un excellent moyen de stérilisation du catgut : d'une part, il n'enlève à la corde à boyau aucune de ses qualités propres; d'autre part, il possède une puissance de stérilisation comparable à celle de la vapeur d'eau.

« **Action de la vapeur d'alcool sur les microbes.** — Pour savoir quelle était la valeur du chauffage dans la vapeur d'alcool sous pression comme méthode de destruction des germes, nous avons agi : 1° sur des spores de microbes, nombreuses et variées, placées dans de bonnes conditions de résistance; 2° sur du catgut infecté, au moment de sa fabrication, avec des spores du vibrion septique et de la bactéridie charbonneuse; 3° sur du catgut confectionné avec l'intestin d'un animal charbonneux.

« Nous avons pris des échantillons de terre de jardin, de foin, des poussières diverses, des fils chargés de cultures de charbon sporifère; nous les avons desséchés soigneusement dans le vide sur l'acide sulfurique afin d'éliminer l'eau dont la présence eût pu fausser l'expérience; nous les avons enfermés, avec un peu d'alcool absolu, dans des tubes également bien desséchés et scellés à la lampe, après en avoir chassé l'air. Après chauffage, les tubes étaient ouverts, on y introduisait la quantité de bouillon stérile nécessaire pour noyer l'échantillon et on les mettait à l'étuve. Nous avons ainsi constaté que le chauffage à 100°, même prolongé pendant une heure, est toujours insuffisant pour produire la stérilisation. Mais si on élève à la fois la température et la pression, les résultats changent aussitôt et la stérilisation est obtenue plus ou moins rapidement suivant la nature de la matière mise en expérience. A 120°, si le chauffage ne dure que 30 minutes, 50 % des tubes donnent encore des cultures, très retardées, il est vrai, de bacillus subtilis, dont les spores sont, comme on sait, les plus résistantes de toutes; s'il est prolongé pendant 45 minutes, la stérilisation est toujours complète : 45 minutes à 120°, telle est donc la limite qu'il est nécessaire et suffisant d'atteindre pour obtenir la destruction des germes les plus résistants, dans les conditions ordinaires, avec la vapeur d'alcool. Pour nous assurer de la faculté de pénétration de cette vapeur, nous avons répété les mêmes expériences en enfermant les matières à stériliser dans un grand nombre de doubles de papier filtre fortement comprimés : là encore le succès a été complet.

« Dans une deuxième série d'expériences, nous avons fabriqué nous-mêmes du catgut en contaminant, au préalable, la membrane fibreuse de l'intestin du mouton avec des poussières, avec des cultures reconnues sporifères par une expérience spéciale, de bacillus anthracis, avec du sang d'un animal tué par le vibrion septique, et laissé 24 heures à l'étuve, à l'abri de l'air, pour provoquer la formation des spores. Ce catgut était ensuite desséché et chauffé dans la vapeur d'alcool, puis on recherchait la présence des microbes par la méthode des cultures et par celle des inoculations. Constamment la stérilisation a été reconnue complète.

« Les essais que nous avons faits avec le bacille du tétanos nous paraissent présenter un intérêt particulier. On sait, en effet, que ce bacille est constamment présent dans l'intestin des herbivores et par conséquent dans celui du mouton, qui est employé à la fabrication du catgut. Les spores, qui sont douées d'une grande résistance, peuvent donc, comme celles du charbon, se retrouver dans la corde à boyau, et il est naturel de penser que les cas de tétanos post-opératoire, que l'on observe encore de temps à autre, en dépit d'une antisepsie soignée, sont le plus souvent imputables à un catgut mal désinfecté. Nous sommes même convaincu que cette démonstration aurait déjà été faite comme elle a été faite pour le charbon, si le tétanos se prêtait aussi facilement que le charbon aux recherches expérimentales.

« Pour voir comment le bacille du tétanos se comporte vis-à-vis de la vapeur d'alcool surchauffée, nous avons pu utiliser des échardes tétanifères qui avaient servi aux recherches de MM. Roux et Vaillard sur le tétanos. L'une de ces échardes fut chauffée à 80° pendant 5 minutes, puis insérée avec quelques gouttes d'une culture de coccus favorisant sous la peau d'un cobaye qui mourut tétanique le troisième jour. Les autres furent chauffées 45 minutes à 120° dans la vapeur d'alcool absolu, puis imprégnées également de la culture favorisante, et inoculée à 3 cobayes. Aucun de ces animaux ne fut atteint du tétanos.

« Afin de se placer dans des conditions plus démonstratives encore, il restait à opérer sur un catgut provenant d'un animal charbonneux. Nous avons donc inoculé une culture très virulente de bacillus anthracis à un cobaye; après la mort de cet animal, l'intestin a été détaché, lavé et placé à l'étuve à 35° pendant 12 heures à l'air, pour favoriser la sporulation du bacille. Une portion de cet intestin a été plongée pendant 10 minutes dans l'eau chauffée à 80° afin de tuer les bacilles et ne laisser vivantes que les spores, puis insérée dans le tissu cellulaire sous-cutané d'un cobaye qui est mort de charbon typique le troisième jour. L'existence des spores se trouvait ainsi démontrée. Le restant de l'intestin bien desséché a alors été chauffé dans des tubes scellés, en présence de l'alcool absolu à 120° pendant 45 minutes, puis inoculé à 3 cobayes. Aucun de ces animaux n'a présenté des signes d'infection charbonneuse; au bout de 8 jours, nous avons constaté que la résorption des fragments d'intestin inoculés était complète.

« Il est donc démontré que la stérilisation du catgut par la vapeur d'alcool absolu sous pression, dans les conditions de temps et de température que nous avons déterminées, est une méthode sur laquelle on peut compter d'une façon absolue pour obtenir un produit rigoureusement aseptique ; elle est applicable en grand sans rien perdre de sa sûreté. »

NOUVELLES AMPOULES SCELLÉES

S'OUVRANT PAR ARRACHEMENT SANS TRAIT DE LIME [1]

Application générale du procédé à la conservation stérile de différents produits à l'usage chirurgical.

Depuis la découverte de la méthode aseptique, on s'est ingénié à trouver, en même temps que des procédés sûrs de stérilisation en vase clos, des récipients dont la fermeture, rigoureusement hermétique, assure la conservation indéfinie des produits stérilisés.

Tous les systèmes employés jusqu'ici offrent des inconvénients. Le liège constitue une obturation insuffisante et se rétrécit sous l'action de la chaleur. Le caoutchouc ne supporte pas très bien la stérilisation s'il n'est d'excellente qualité; de plus, il durcit avec le temps, se dessèche, se fendille et devient cassant. Le joint de coton ne filtre véritablement l'air qu'à la condition d'être bien sec et bien comprimé, comme dans nos boîtes décrites plus haut.

Le bouchage à l'émeri est loin d'être toujours d'nue

(1) Procédé breveté S. G. D. G.

étanchéité parfaite ; de plus l'ouverture de ces flacons est souvent très difficile, parfois même impossible. Il a donc fallu abandonner tous ces procédés et s'arrêter aux ampoules scellées à la lampe qui seules donnent une sécurité absolue. L'ampoule étant ainsi fermée avant le passage à l'autoclave, on est sûr qu'aucun micro-organisme ne peut s'y introduire après la stérilisation.

Cependant les tubes scellés employés jusqu'à ce jour présentent de multiples inconvénients. Les uns sont très courts et en verre épais : ils ne peuvent être brisés qu'avec une grosse pince ou un marteau, ou en les faisant éclater par refroidissement brusque après les avoir chauffés : la cassure toujours irrégulière risque de blesser le chirurgien et de contaminer le produit avec les éclats de verre. D'autres tubes sont plus longs et ne peuvent être brisés qu'à la condition d'être marqués d'un trait de lime, ce qui leur donne trop de fragilité et n'assure pas toujours la régularité de la cassure. Enfin, aucun de ces tubes ne peut être rebouché après avoir été brisé.

Nous avons trouvé un système d'ampoules qui n'a aucun des inconvénients des tubes scellés ordinaires. Ces ampoules portent un bourrelet comme le montre la fig. 18. Elles se cassent très facilement sans trait de lime. On saisit avec la main gauche le bas de l'ampoule, en ayant soin de la tenir bien verticale pour éviter les projections du liquide (*fig. 19*). On saisit le haut avec la main droite en ayant soin de placer les doigts à quelques millimètres au-dessus du bourrelet. On tire sur la partie supérieure comme pour déboucher un flacon ordinaire (si l'on sent une trop forte résistance, on fléchit légèrement, de façon à faire en même temps les mouvements de briser et d'arracher) : la cassure sera nette, sans éclat et sans danger de coupure (elle sera d'autant plus nette qu'elle aura été faite plutôt par traction que par flexion).

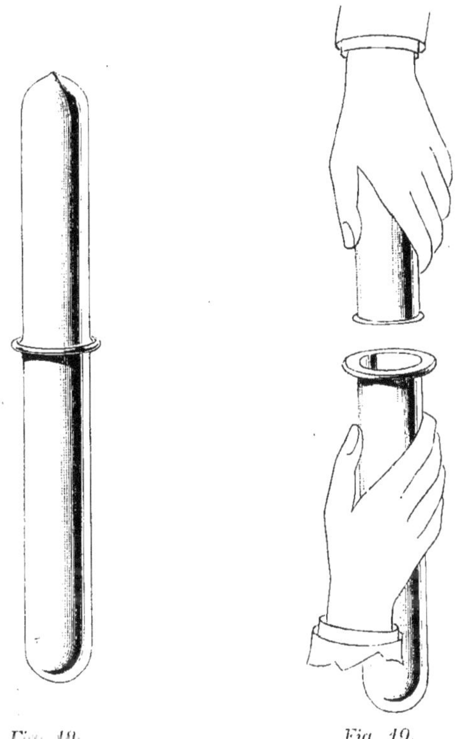

Fig. 18. Fig. 19.

Il reste autour de l'ouverture un bourrelet qui lui donne l'aspect d'un goulot ordinaire et permet de refermer facilement le tube avec un bouchon stérilisé.

La forme de ces ampoules peut être modifiée suivant leur destination. Leur mode d'ouverture nous a permis de réaliser un certain nombre de perfectionnements pour divers produits.

L'ampoule anesthésique (*fig. 20*), après avoir été ouverte, peut être refermée à l'aide d'un bouchon stilli-gouttes qui permet de donner le chloroforme à petites doses et de conserver jusqu'au lendemain la quantité d'anesthésique non employée.

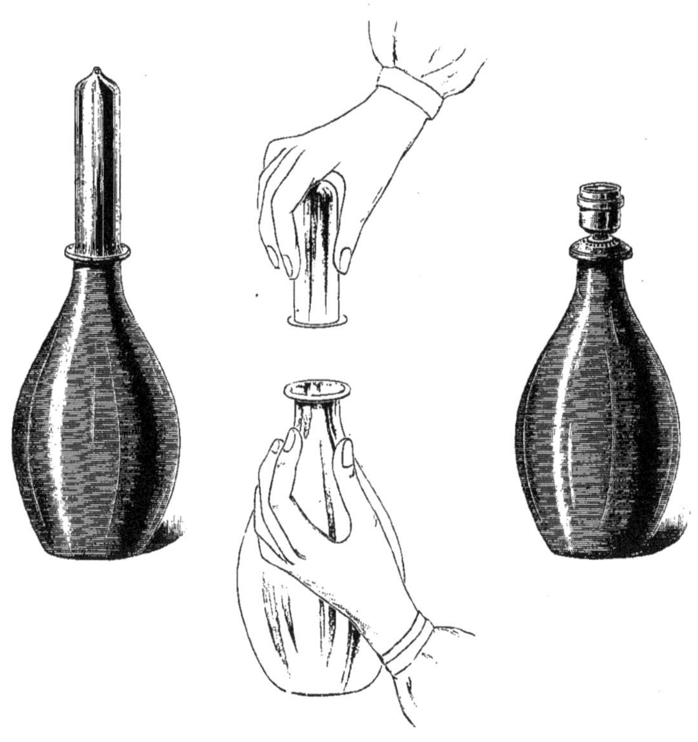

Fig. 20.

L'ampoule hypodermique (*fig. 21*) permet d'aspirer le liquide avec la seringue elle-même, sans le secours de l'aiguille : nous exposons, page 188, les avantages de ces ampoules au point de vue de l'asepsie et de la commodité.

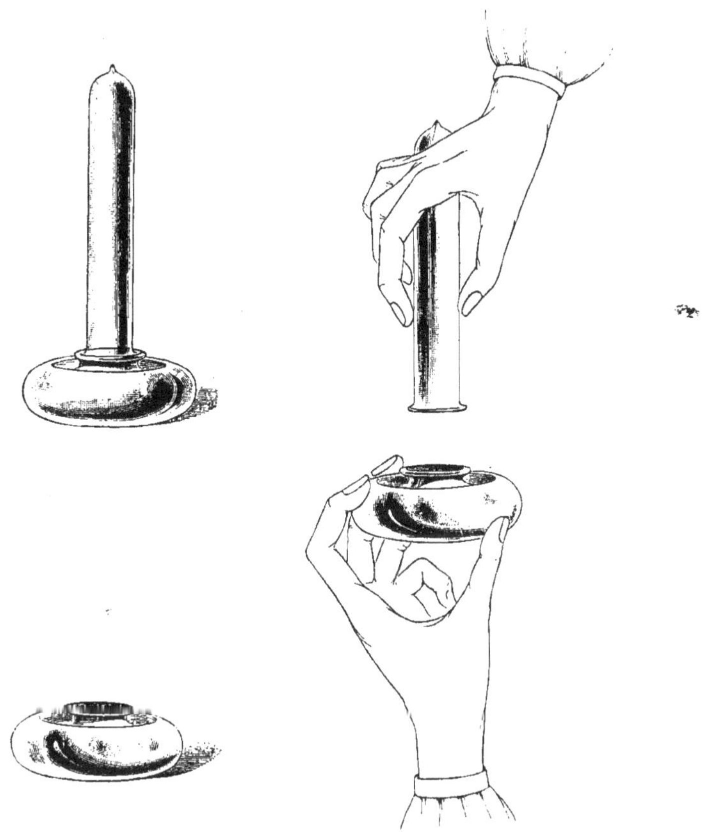

Fig. 21.

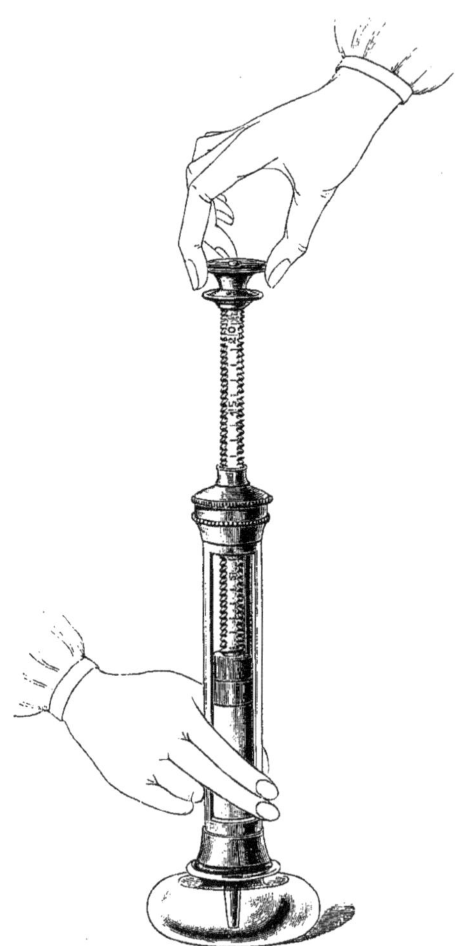

Fig. 21 (suite).

Ampoules compte-gouttes. — Ces ampoules (*fig. 22*) se transforment en compte-gouttes au moment de l'emploi : elles simplifient l'emploi des collyres tout en leur conservant leur asepsie.

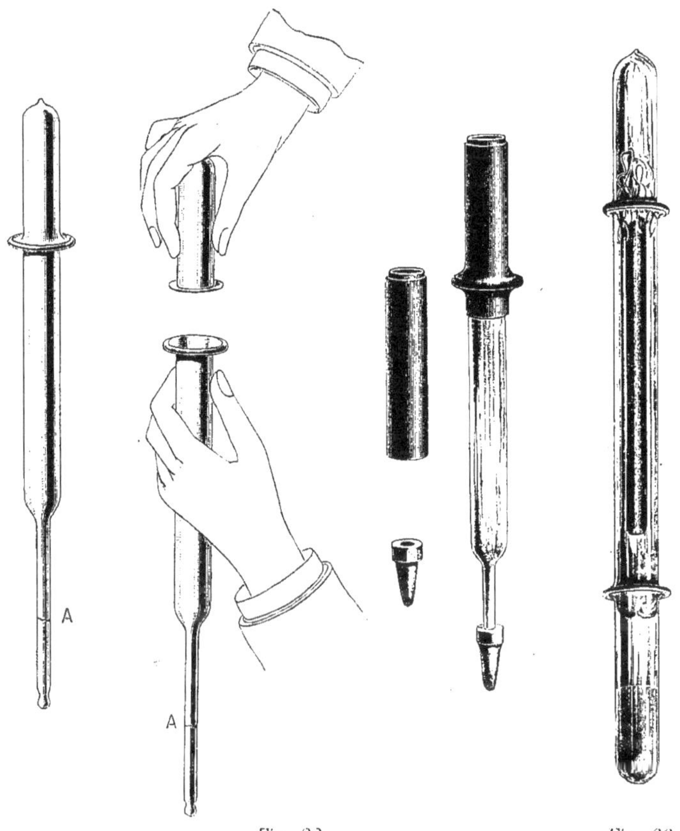

Fig. 22. *Fig. 23.*

Enfin, ces ampoules nous permettent de mettre dans le tube même qui contient nos laminaires et nos crayons-drains intra-utérins, la quantité de vaseline nécessaire pour graisser ces tiges avant leur emploi (*fig. 23*).

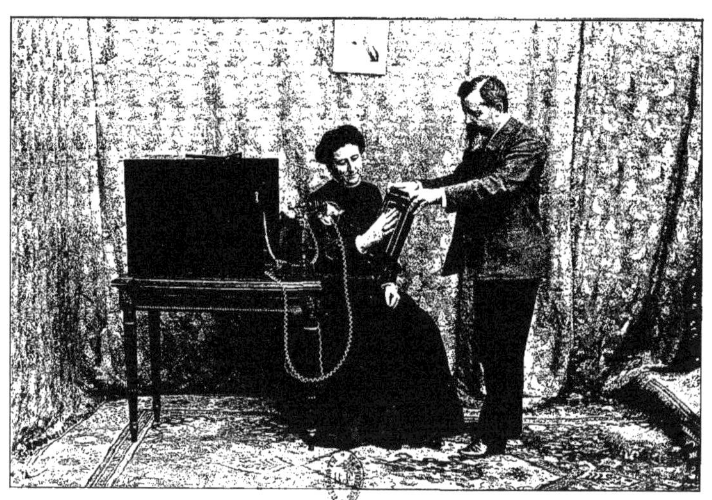

RADIOGRAPHIE

DEUXIÈME PARTIE

EXPOSÉ

Après avoir établi les principes mêmes d'une stérilisation parfaite, nous allons montrer comment nous les appliquons à la préparation du matériel opératoire.

Le chirurgien se rendra compte, par l'étude raisonnée que nous faisons de nos produits, des perfectionnements apportés à leur fabrication et des soins que nous avons mis à en faciliter l'usage.

Pour plus de clarté, nous étudierons ces divers produits dans l'ordre où ils sont employés pendant l'intervention chirurgicale, nous étendant plus spécialement sur certains procédés de fabrication qui nous sont propres.

SOMMAIRE

DE LA DEUXIÈME PARTIE

PRÉLIMINAIRES

PÉRIODE PRÉ-OPÉRATOIRE.

PÉRIODE OPÉRATOIRE.

PÉRIODE POST-OPÉRATOIRE.

CHIRURGIE SPÉCIALE.

APPLICATIONS A LA MÉDECINE.

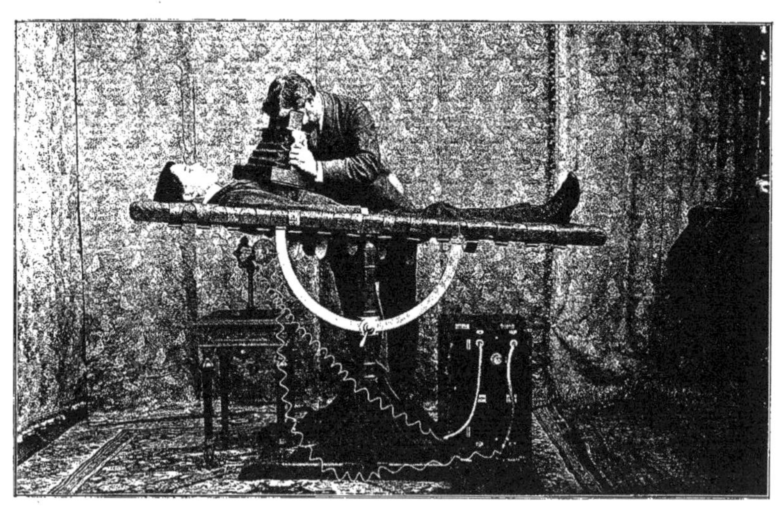

RADIOSCOPIE

PRÉLIMINAIRES

RADIOGRAPHIE. — RADIOSCOPIE

De nos jours, le chirurgien a trouvé un précieux auxiliaire dans les ingénieuses applications de la **radiographie** et de la **radioscopie.** Il ne peut se passer des renseignements que lui fournissent les rayons **X** dans la chirurgie osseuse, dans les recherches de corps étrangers et aussi pour le diagnostic de certaines tumeurs ou collections profondément situées.

Nous ne pouvions nous désintéresser d'un élément d'investigation si important pour le chirurgien : fidèles à notre programme, qui est de faciliter sa tâche en mettant à sa disposition, d'une façon pratique, tout ce dont il peut avoir besoin pour l'exercice de son art, nous avons annexé à notre maison un laboratoire spécial pourvu d'un matériel complet de radiographie et de radioscopie, résumant les derniers progrès de la science.

Sur demande, nous faisons, au domicile même du malade, tous les examens radiographiques et radioscopiques.

Pour les personnes qui peuvent se transporter à notre laboratoire spécial, nous disposons d'un outillage des plus perfectionnés, nous permettant de donner au chirurgien toutes les précisions qu'il peut attendre des applications ou de l'emploi des rayons de Roëntgen.

Messieurs les Chirurgiens sont admis à y entreprendre toutes les recherches et toutes les expériences qu'ils désireront. (*Voir page 195.*)

PÉRIODE PRÉ-OPÉRATOIRE

SALLE D'OPÉRATION

Nous envisageons seulement le cas où le chirurgien opère en dehors de son hôpital ou d'une maison de santé appropriée.

Bien que l'usage de ces établissements se généralise, il arrive que le chirurgien est appelé à opérer, soit pour des raisons d'urgence, ou pour tout autre motif, au domicile même des malades.

Notre organisation nous permet de mettre à sa disposition tout le matériel nécessaire à l'improvisation d'une salle d'opération modèle.

Alèzes

Nos **alèzes** sont ourlées et ont 0m70 sur 2 mètres.

Table d'opération.

Nous envoyons toujours une **table d'opération** en métal émaillé avec accessoires complets, plan incliné, étriers, etc., permettant au chirurgien de donner à son malade toutes les positions nécessaires.

Tables pour accessoires.

Nous ajoutons, sur demande, des tables ou étagères en métal émaillé pour y placer les différents produits, escabeaux, porte-cuvettes, boîtes à instruments, etc.

Accessoires.

Cuvettes, plateaux, bassins, etc.

Tous ces objets sont en tôle bien émaillée; les

bords arrondis et retournés extérieurement ne sont pas coupants.

Nous soumettons tous ces objets à la vapeur d'eau saturée à 150°.

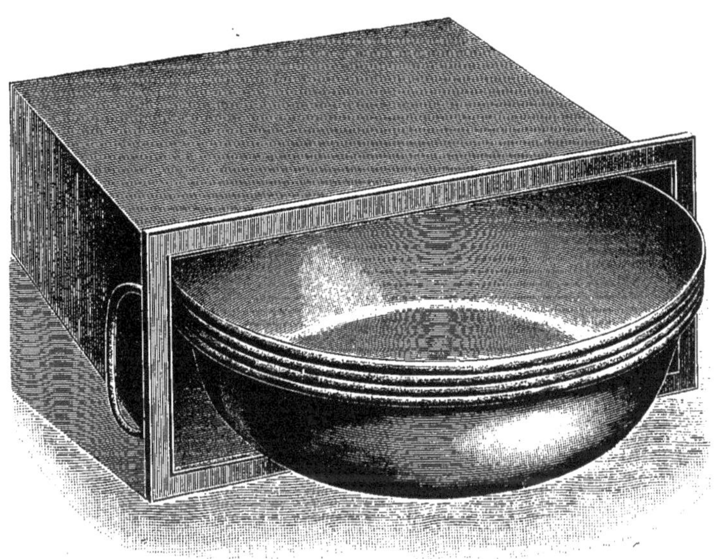

Fig. 24.

Nos **cuvettes** (*fig. 24*) mesurent 0m30 de diamètre sur 0m09 de profondeur. Cuvettes.

La stérilisation de ce matériel ne saurait être négligée : trop souvent le simple flambage n'atteint que partiellement la paroi sur laquelle l'alcool se consume.

Nos boîtes (*fig. 25*) contiennent 4 cuvettes. Ces boîtes sont stérilisées ouvertes dans notre autoclave : elles sont fermées dans l'autoclave même suivant notre procédé général de stérilisation.

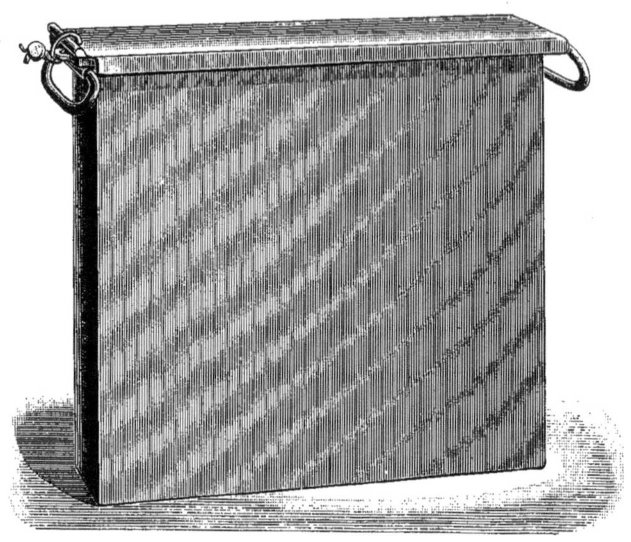

Fig. 25. — Boite a Cuvettes et a Plateaux (fermée)

Le plateau intérieur de l'autoclave, mû par la vis extérieure, pousse le couvercle qui, en glissant dans la rainure, vient fortement comprimer le joint.

Elles se conservent donc ainsi indéfiniment stériles.

Plateaux et Bassins.

Nos **plateaux** ont 0m05 de profondeur.

Ils mesurent : les grands : 0m35 × 0m30
les moyens : 0m29 × 0m27
les petits : 0m27 × 0m25

Ils entrent les uns dans les autres.

Les boîtes contiennent 3 plateaux et 1 bassin triangulaire.

Ces boîtes sont du même modèle que celles qui contiennent les cuvettes (*fig. 26*).

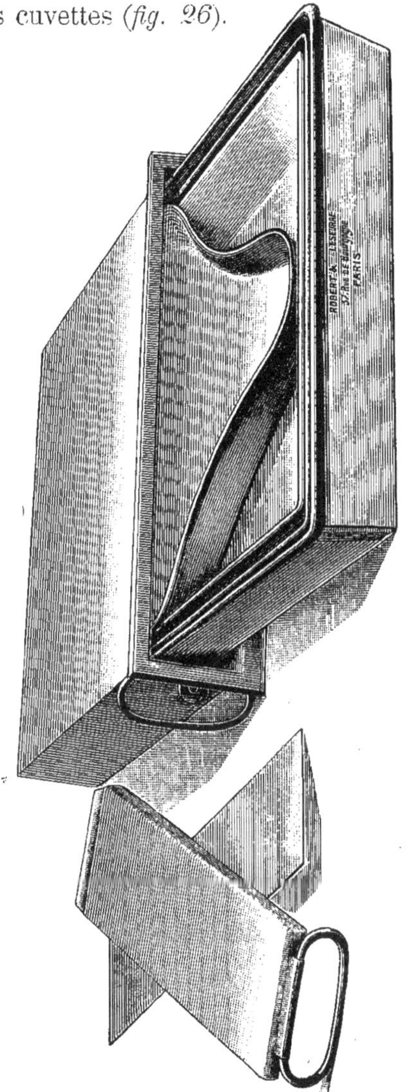

Fig. 26.

Elles sont également stérilisées et fermées dans l'autoclave.

PRODUITS ANESTHÉSIQUES

I. — CHLOROFORME CHIMIQUEMENT PUR

(EN AMPOULES A STILLIGOUTTES BREVETÉES)

Nous préparons 2 sortes de chloroforme :

1° Chloroforme du chloral;

2° Chloroforme de l'alcool.

Sauf avis contraire, c'est toujours le chloroforme du chloral que nous livrons. Il est plus coûteux, il est vrai, mais certainement plus sûr. Nous l'obtenons en décomposant le chloral recristallisé par un hydrate alcalin. Après rectification, il est d'une pureté parfaite, d'odeur très agréable : il agit rapidement et provoque très rarement des nausées ou des vomissements.

Ampoules. Notre chloroforme est renfermé dans des ampoules scellées spéciales (*fig. 27*) de couleur jaune, préalablement séchées : ces conditions sont indispensables pour éviter la formation dangereuse d'oxychlorure de carbone.

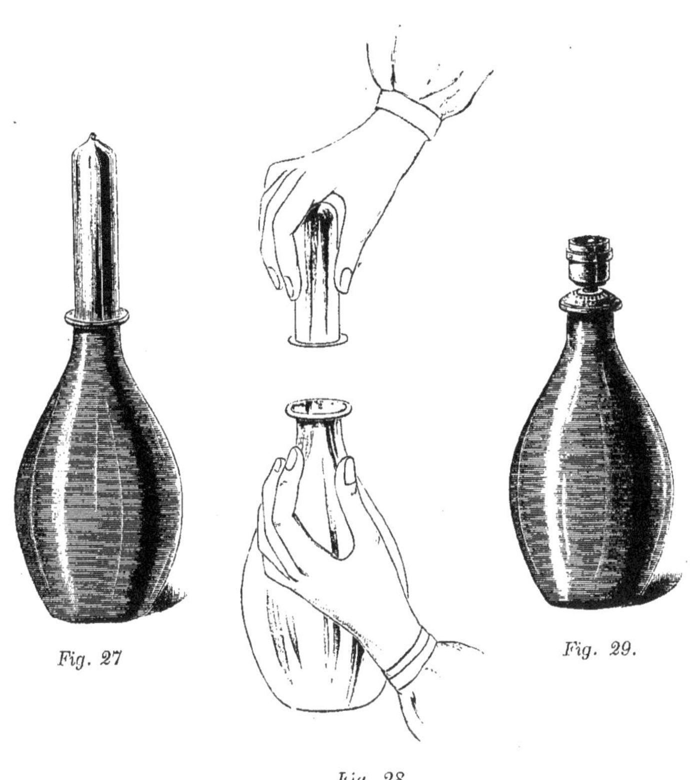

Fig. 27

Fig. 28.

Fig. 29.

Ces ampoules s'ouvrent par arrachement sans trait de lime (*fig. 28*). La netteté de la cassure permet d'adapter le bouchon stilligouttes qui accompagne chaque ampoule (*fig. 29*). En vissant soigneusement ce bouchon, on peut conserver quelques jours le chloroforme, ce qui est irréalisable avec les ampoules ordinaires.

Ces ampoules contiennent 15, 30 ou 50 gr. de chloroforme.

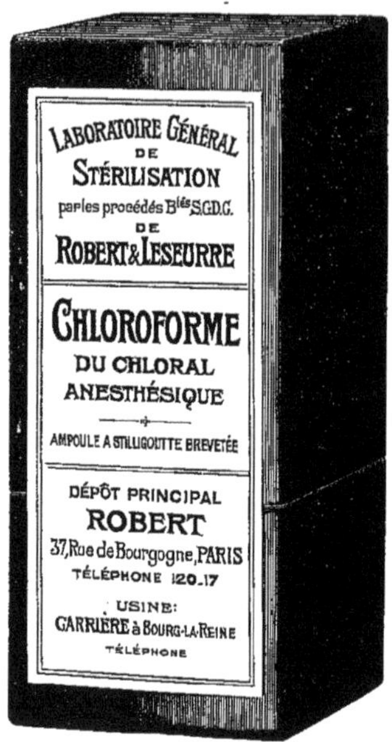

Fig. 30.

Compresses anesthésiques.

Notre compresse à chloroforme est constituée par 4 épaisseurs de toile cousues de 0m20 sur 0m20 : elle remplace avantageusement tous les autres appareils. Nous préparons des compresses stérilisées pour les opérations pratiquées sur la face, la bouche, le larynx et la trachée.

Ces compresses anesthésiques stérilisées sont autoclavées à 150° : elles sont vendues dans nos boîtes spéciales. (Boîtes de 3 ou de 6.)

Boîte d'anesthésie.

Nous avons réuni dans cette boîte tout ce dont peut avoir besoin le chloroformisateur :

1° Quatre ampoules de 50 gr. de chloroforme;

2° Trois compresses anesthésiques;

3° Ampoules de spartéo-morphine (formule de Maurange et Langlois)

4° Ampoules de caféine;

5° Une seringue stérilisée;

6° Un tube de vaseline;

7° Une pince à langue;

8° Deux éponges montées sur pince.

Sur demande, nous ajoutons le matériel suivant :

Pile à courants intermittents;

Canule à trachéotomie à soupape latérale pour insufflation pulmonaire.

II. — BROMURE D'ÉTHYLE

Ce produit est très altérable : aussi le délivrons-nous, comme le chloroforme, en ampoules colorées et scellées (*fig. 31*), préalablement séchées.

Notre bromure d'éthyle est chimiquement pur : son odeur est suave et ne ressemble en rien à l'**odeur alliacée** des produits que l'on trouve dans le commerce. Les auteurs s'accordent à attribuer cette odeur d'ail à des impuretés très dangereuses. (Terrier et Péraire).

Nous préparons 2 sortes de bromure d'éthyle :

1° **Bromure d'éthyle pur non mitigé;**

2° **Brométhyl mitigé** (contenant 10 $^0/_0$ d'éther sulfurique) : cette addition d'éther a pour but d'empêcher **la contracture des mâchoires.**

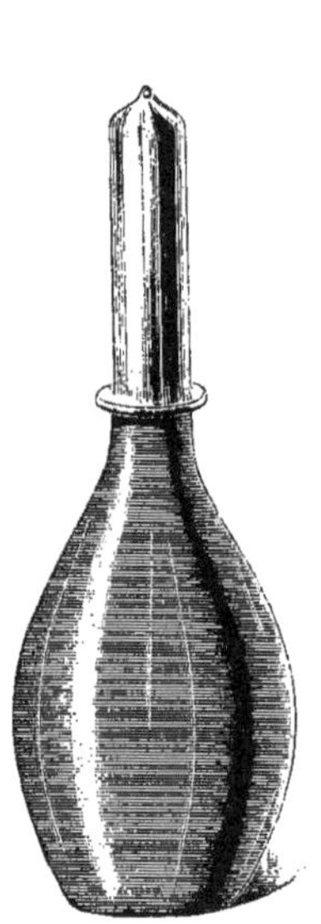

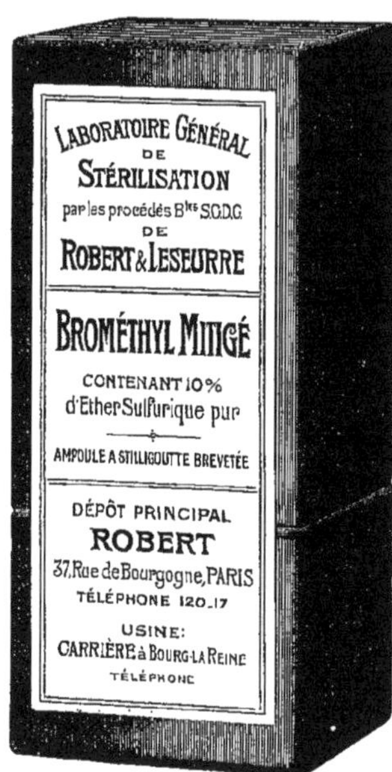

Fig. 31.

Ce dernier produit nous étant beaucoup plus demandé que le premier, bien que prescrit souvent sous le nom « de bromure d'éthyle pur », c'est toujours lui que nous délivrons, à moins qu'il soit bien spécifié « Bromure d'éthyle **non** mitigé ».

Nos ampoules sont de 15 ou 30 grammes.

Ces ampoules, du même modèle que nos ampoules de chloroforme (*fig.* 27), s'ouvrent par arrachement, sans trait de lime, et permettent d'adapter le bouchon stilligouttes qui accompagne chaque ampoule : en

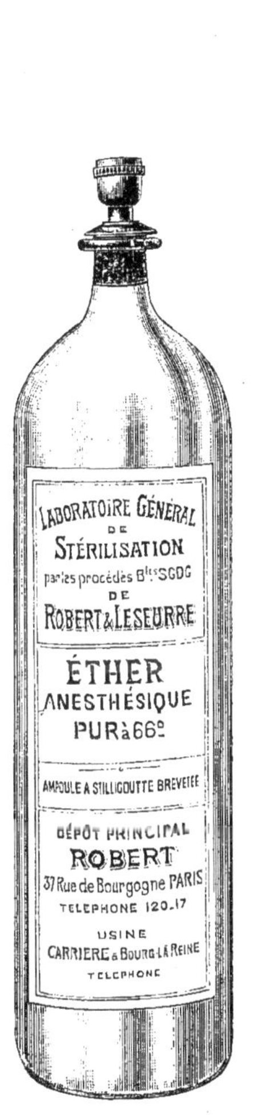

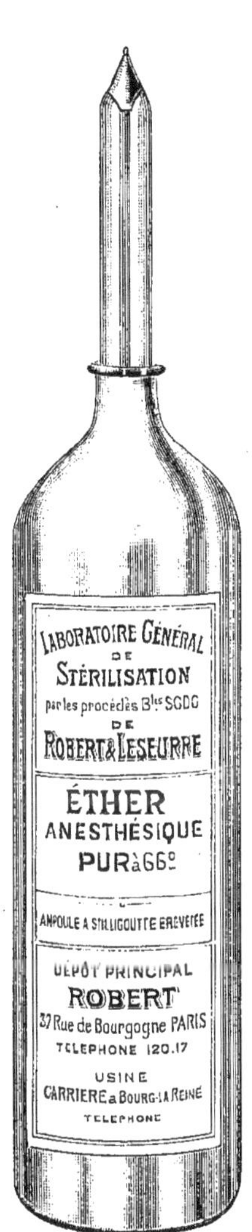

Fig. 32.

vissant soigneusement ce bouchon, on peut conserver quelques jours le bromure d'éthyle qui reste dans l'ampoule.

Masque. Sur demande, nous envoyons un masque spécial en fil de fer recouvert de flanelle.

III. — ÉTHER ANESTHÉSIQUE

(EN AMPOULES A STILLIGOUTTES BREVETÉES)

Notre éther est absolu, anhydre. Il est rectifié sur le sodium.

Comme le chloroforme et le bromure d'éthyle, nous le renfermons dans nos ampoules scellées s'ouvrant par arrachement sans trait de lime (*fig. 32*) : la netteté de la cassure permet d'adapter un bouchon stilligouttes.

Nos ampoules sont de 90cc ou 150cc.

Masque. Pour chaque opération où l'on emploie l'éther comme anesthésique, nous fournissons un masque type Julliard.

IV. — SOLUTIONS DE COCAÏNE

POUR L'ANESTHÉSIE LOCALE

Nos ampoules scellées contiennent un centimètre cube de solution de chlorhydrate de cocaïne à 1 ou 2 %.

Ces ampoules, de forme plate (*fig. 33*), s'ouvrent par arrachement sans trait de lime.

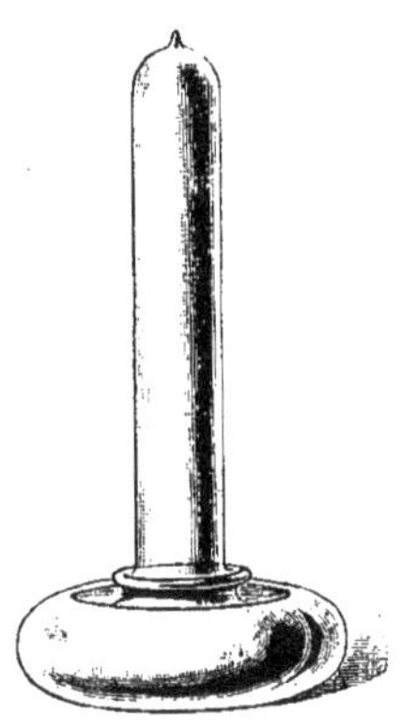

Fig. 33.

Nous fournissons, pour la rachicocaïnisation, des ampoules contenant un centigramme de chlorhydrate de cocaïne en solution dans 20 gouttes de liquide isotonique. Dans le cas où l'on commence par aspirer une certaine quantité de liquide rachidien avant de faire l'injection de cocaïne, notre ampoule seule est vraiment pratique, car elle permet de remplir la seringue sans avoir à retirer l'aiguille de la peau. Rachicocaïnisation.

Nous fournissons pour ces injections l'aiguille spéciale de Tuffier. Aiguille à rachicocaïnisation.

Nous fournissons également sur demande des pastilles de cocaïne stérilisées permettant de faire une solution extemporanée avec le liquide céphalorachidien retiré par la ponction (Guinard). Pastilles stérilisées.

ASEPSIE DU CHIRURGIEN ET DE L'OPÉRÉ

Brosses. Nos brosses en crin végétal sont autoclavées par la vapeur saturée sous pression à 150° dans nos boîtes spéciales fermées dans l'autoclave.

Savon. Notre **Savon** est préparé aux différents antiseptiques : sublimé, naphtol, etc.

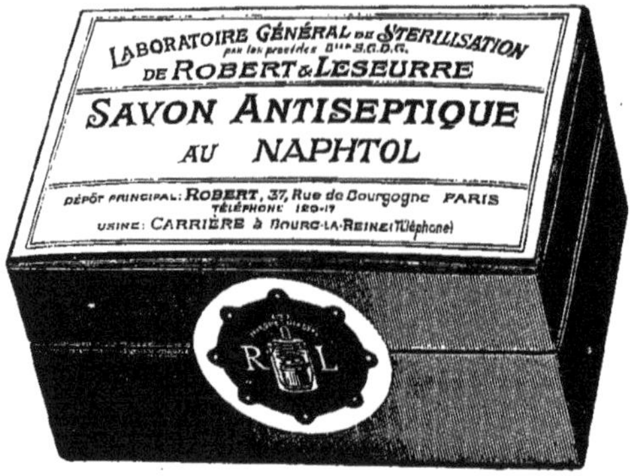

Fig. 84.

Cure-ongles. Les **cure-ongles** de notre modèle spécial sont inoxydables, à surface lisse. Leurs grandes dimensions en rendent le maniement facile.

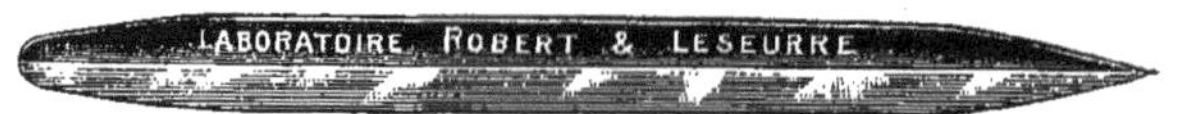

Fig. 85.

Blouses et tabliers.

Blouses et tabliers, autoclavés à 150° dans nos boîtes spéciales. Nos blouses sont soit sans manches, soit à manches longues, qui, boutonnées à l'épaule, dégagent le bras jusqu'au coude (*fig. 36*).

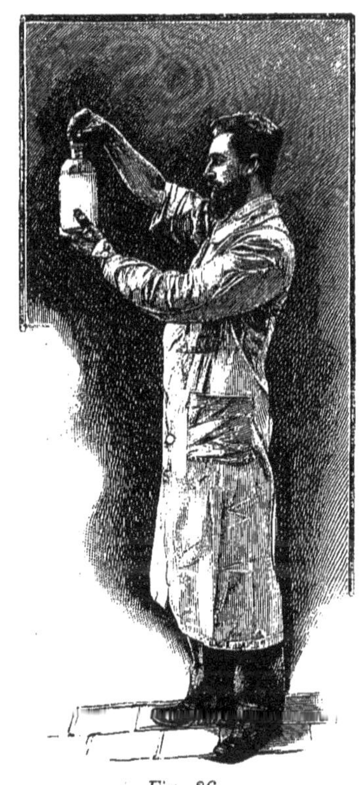

Fig. 36.

Nos boîtes contiennent 1 blouse, ou 1 blouse et 1 tablier.

Gants.

Les **gants,** en fil ou en caoutchouc, sont autoclavés

Solutions.

Nos **solutions** sont autoclavées lorsque les produits le permettent.

Les plus employées sont celles de sublimé, d'acide phénique, d'acide borique, de permanganate de potasse, de bisulfite de soude, de chlorure de sodium, etc.

Enfin, suivant la nature de l'opération, nous envoyons les articles suivants :

Thermocautère

Thermocautère.

Bande hémostatique.

Bande élastique simple autoclavée pour hémostase. C'est une simple bande en caoutchouc qui, contrairement aux appareils d'Esmarch et de Nicaise, est entièment aseptisable.

Elle est autoclavée à 150° dans nos boîtes spéciales fermées dans l'autoclave.

Pipettes.

Pipettes stérilisées.

PÉRIODE OPÉRATOIRE

C'est pendant cette période surtout que les pansements employés doivent être d'une asepsie parfaite. La contagion par contact direct est de tous les instants, et le chirurgien ne peut oublier que, son mérite personnel mis à part, la réussite de son intervention dépend principalement de la rigoureuse stérilisation du matériel qu'il emploie.

De plus, la nécessité de réduire au minimum les chances de contagion a entraîné celle de réduire le temps de l'opération. Il est donc indispensable que les compresses, tampons, etc., soient présentés de la façon la plus pratique.

C'est le but que nous nous sommes proposé en rendant facile l'emploi de nos produits.

Le grand diamètre de nos boîtes, leur ouverture rapide, la suppression de tous bords coupants, la disposition intérieure du contenu, l'ouverture pratique de nos tubes-ampoules, sont autant de raisons qui les feront adopter par le chirurgien soucieux de supprimer tout risque de contamination.

Nous examinerons successivement l'**isolement de la plaie,** l'**hémostase,** la **suture,** le **drainage,** le **cathétérisme,** le **lavage.**

ISOLEMENT DE LA PLAIE

CHAMPS OPÉRATOIRES AUTOCLAVÉS A 150°

(Stérilisation, dessiccation, bouchage dans l'autoclave en une seule opération.)

1° **En toile :** Ces champs opératoires, de 0m50 sur 0m65, sont en toile usagée, doux au toucher, et ne s'effilent point sous la main de l'opérateur.

Les boîtes sont de 3, 6 ou 10.

2° **En gaze :** Ces champs opératoires, en très belle gaze, sont pliés en deux épaisseurs réunies par une couture bien plate, et mesurent 0m50 sur 0m80.

Les boîtes sont de 3, 6 ou 12.

HÉMOSTASE

Tous nos produits : compresses, tampons, etc., sont autoclavés à 150° par notre procédé spécial (stérilisation, dessiccation, bouchage, effectués en une seule opération). Ils sont préparés exclusivement avec de la gaze et de l'ouate hydrophile. Seuls, ces matériaux présentent une cohésion, un pouvoir absorbant [1], une homogénéité convenable, et leur prix n'est pas tellement élevé qu'on ne puisse les rejeter sans regret après s'en être servi.

Pour ces produits, et principalement pour les tampons qui sont faits avec du coton légèrement tassé, l'emploi de vapeur saturée à 120° seulement ne peut réaliser une pénétration parfaite. Notre méthode de stérilisation par la vapeur saturée à 5 atmosphères (152°) peut seule assurer une pénétration intégrale.

Nous avons démontré plus haut que ces tampons stérilisés par l'air sec perdaient de leur pouvoir hydrophile.

COMPRESSES

Ces compresses sont constituées par **quatre épaisseurs** de gaze réunies latéralement par une couture bien plate qui les empêche de s'effiler. Compresses de gaze

(1) Voici le tableau dressé par Rönnberg pour montrer le pouvoir absorbant des différents matériaux employés.

Après saturation complète, 10 gr. de :

Ouate hydrophile acquièrent un poids de	250gr
Ouate de cellulose	230
Ouate de bois	150
Gaze	96
Jute	70
Sciure de bois de pin	73

Elles ont les dimensions suivantes :

Grandes : $0^m35 \times 0^m50$ (Boîtes de 3, 6 et 12).

Moyennes : $0^m25 \times 0^m35$ (Boîtes de 6, 12 et 24).

Petites : $0^m18 \times 0^m25$ (Boîtes de 6, 12 et 24).

Nous préparons également des **compresses de gaze non cousues**, en gaze d'un tissu moins fin.

Toutes ces compresses sont disposées dans nos boîtes spéciales à large ouverture. Au point de vue même de leur asepsie, qui est parfaite, il serait plus dangereux qu'utile de les tremper dans une solution antiseptique.

COMPRESSES-ÉPONGES DE GAZE

SÈCHES AUTOCLAVÉES A 150°

Compresses-éponges.

Ces compresses-éponges, très absorbantes, sont en gaze fine, elles ont de 12 à 18 épaisseurs, et sont cousues latéralement.

Grandes : $(0^m22 \times 0^m24)$: 12 épaisseurs.
Boîtes de 3, 6 et 12.

Moyennes : $(0^m11 \times 0^m12)$: 18 épaisseurs.
Boîtes de 6, 12 et 24.

Petites : $(0^m06 \times 0^m07)$: 16 épaisseurs.
Boîtes de 6, 12 et 24.

TAMPONS DE GAZE

SECS AUTOCLAVÉS A 150°

Ces tampons se font de deux grosseurs différentes : Tampons.

1° **Noix** (Boîtes de 20, 40, 80) (*fig. 37*).

2° **Mandarines** (Boîtes de 6, 12, 24) (*fig. 38*).

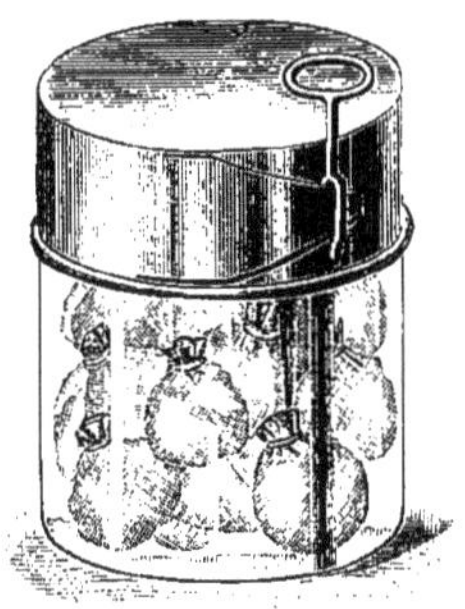

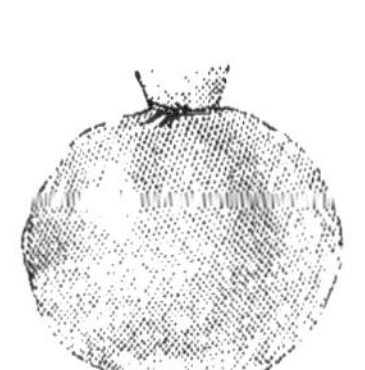

Fig. 37.

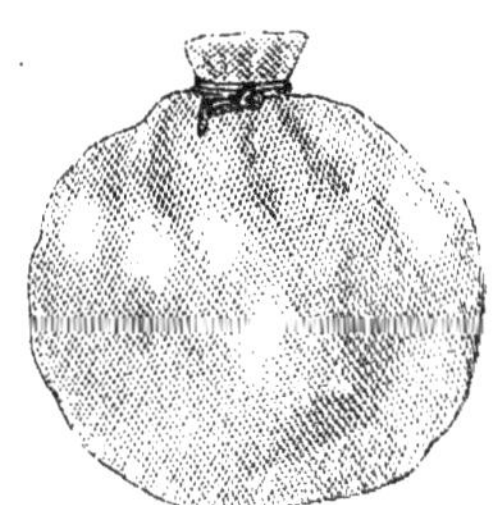

Fig. 38.

BOULETTES D'OUATE HYDROPHILE

SÈCHES AUTOCLAVÉES A 150°

Ces boulettes, très absorbantes, se font en trois grosseurs :

Noisettes (Boîtes de 12, 24).

Noix (Boîtes de 20, 40, 80).

Mandarines (Boîtes de 6, 12, 24).

TAMPONS DE OUATE ENVELOPPÉS DE GAZE

SECS AUTOCLAVÉS A 150°

Ces tampons, très absorbants, se font de trois grosseurs différentes :

Noisettes (Boîtes de 12, 24).

Noix (Boîtes de 24, 40, 80) (*fig.* 39).

Mandarines (Boîtes de 6, 12, 24) (*fig.* 40).

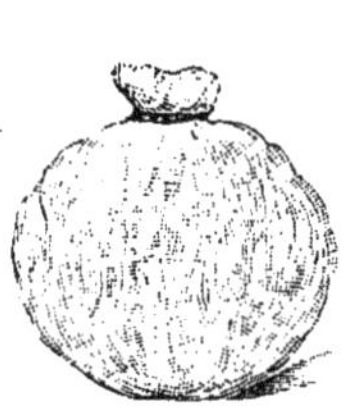

Fig. 39.

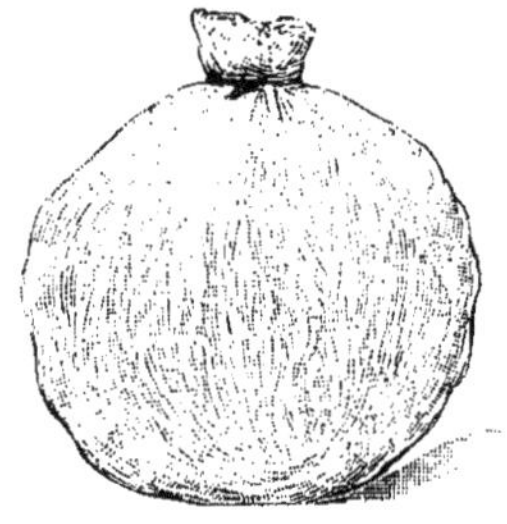

Fig. 40.

SUTURES ET LIGATURES

CATGUT ASSOUPLI

Procédé breveté S. G. D. G., présenté à la Société de Chirurgie (janvier 1902).

La stérilisation du catgut par la vapeur d'alcool sous pression est universellement reconnue aujourd'hui comme le seul procédé absolument sûr.

Catgut aux antiseptiques.

On a complètement abandonné les catguts stérilisés à l'aide des antiseptiques. Quel est le chirurgien qui se contenterait maintenant d'un matériel de pansement stérilisé seulement par les antiseptiques? Comment, à plus forte raison, pourrait-on admettre qu'un procédé reconnu insuffisant pour les compresses, les tampons, etc., fût jugé suffisant pour une substance d'origine aussi sûrement infectée que l'intestin du mouton, où se rencontrent jusqu'aux bacilles du tétanos?

Il est reconnu aujourd'hui qu'aucun antiseptique ne donne de garantie complète, soit parce que les liquides autres que l'eau choisis comme dissolvants neutralisent l'action des antiseptiques, soit parce que les solutions aqueuses, d'ailleurs peu favorables à la conservation du catgut, sont sujettes à se décomposer spontanément. (*Annales de l'Institut Pasteur.*)

Lenti, qui a repris l'étude de cette question, est arrivé aux conclusions suivantes : l'acide phénique et le lysol dissous dans l'huile d'olive perdent complètement leur action désinfectante; la glycérine empêche l'action des solutions de sublimé à 2 $^0/_{00}$ quand la proportion d'eau qu'elle contient est inférieure à 80 $^0/_0$; l'alcool absolu annihile complètement le pouvoir bactéricide du sublimé et de l'acide phénique. En outre, dans ces mêmes liquides étendus d'eau, le pouvoir désinfectant ne reparaît que partiellement.

Pour les solutions purement aqueuses, on sait que certaines d'entre elles, celles de sublimé, par exemple, se décomposent assez rapidement à l'air, et bien plus rapidement en présence d'une matière organique comme le catgut.

Brunner, qui avait mis à l'épreuve plusieurs centaines de flacons de provenances diverses de catguts conservés dans une solution naphtolée, dans l'huile phéniquée, dans l'essence de genièvre, dans les solutions d'acide chromique, etc., a constaté que la plupart donnaient des cultures de microbes.

D'ailleurs, il y a quelques années, le nombre des suppurations, des septicémies attribuées au catgut antseptique, fut tel que les chirurgiens abandonnèrent presque tous ce fil pour se servir de la soie plus facilement stérilisable. Le professeur Kocher donna le signal de la désertion dans une brochure cavalièrement intitulée : « *Fort mit dem catgut!* » que Réverdin traduit en français par : « *Au diable le catgut!* »

Catgut stérilisé par la chaleur.

D'autres praticiens, au contraire, ne se sont pas résignés à abandonner le précieux fil résorbable et ont cherché à le stériliser par la chaleur.

Malheureusement, il ne fallait pas songer à le stériliser à l'autoclave, car la vapeur d'eau gélatinise le catgut et lui donne l'aspect et la consistance du vermicelle bien cuit.

Chaleur sèche.

Reverdin a stérilisé le premier le catgut par la chaleur sèche (4 heures à 140°); mais cette préparation est assez délicate, de l'aveu même de son auteur, et n'est pas à l'abri de tout reproche au point de vue de l'asepsie parfaite du produit : il est démontré, en effet, que, si la chaleur sèche de 140°, même prolongée pendant plusieurs heures, peut tuer les microbes, elle est insuffisante pour détruire la plupart des spores, dont quelques-unes résistent à une température de 160°.

Catgut Répin.

Le Dr Répin a donné une méthode sûre de stérilisation du catgut en employant la vapeur d'alcool absolu sous pression à 120°. Le tort du catgut Répin est d'être conservé dans un bouillon de culture (l'eau froide au bout d'un certain temps rend le catgut cassant). En outre, le transport du catgut dans le bouillon de culture nécessite une manipulation qui peut amener la contamination du produit. Enfin, le catgut Répin est enfermé dans des tubes courts, scellés, en verre très épais, qui ne peuvent être brisés qu'avec un marteau : de là le risque de souiller le fil par les éclats de verre.

Notre procédé.

Nous avons adopté cette stérilisation par l'alcool sous pression à 120° comme la seule donnant une asepsie absolue. Mais, pour éviter toute contamination, nous conservons le catgut dans l'alcool même qui a servi à le stériliser, les tubes étant scellés avant le passage à l'autoclave, — ce qui assure la conservation aseptique indéfinie.

Pour faire cette stérilisation, on emploie généralement 2 autoclaves : l'un, plus petit et contenant avec les tubes à stériliser de l'alcool anhydre, est placé dans un plus grand, renfermant de l'eau que l'on chauffe à 120°. Mais autant il est facile d'obtenir une fermeture ne laissant pas s'échapper les vapeurs d'alcool, quand le diamètre de l'ouverture est très étroit, comme dans nos petits autoclaves spéciaux, autant cette étanchéité est difficile à obtenir quand le diamètre de l'autoclave est assez considérable : aussi les fabricants de ces appareils nous préviennent-ils, dans leurs catalogues, que l'on ne retrouvera aucune trace d'alcool quand on ouvrira l'autoclave après la stérilisation. L'alcool du plus petit autoclave est donc passé entièrement dans le grand autoclave et s'est mêlé aux vapeurs d'eau.

Mais aucun de ces appareils n'indique directement la température à l'aide d'un thermomètre; le préparateur n'est guidé que par un manomètre qui ne marque pas la température, mais la tension de la vapeur. Or, ce mélange d'eau et d'alcool a pour effet de fausser les indications du manomètre, la pression ne concordant plus avec la température indiquée. Le manomètre marquant 1, la température réelle peut n'être que de 100°. Cette cause d'erreur, qui n'a pas encore été signalée, explique comment beaucoup de préparateurs délivrent de bonne foi du catgut insuffisamment stérilisé.

Pour être tout à fait sûrs de notre préparation, nous stérilisons nos catguts dans un autoclave spécial très résistant et pouvant se chauffer directement sans l'interposition d'un second autoclave à eau. Les indications de température nous sont données par un thermomètre : nous sommes donc absolument certains de la température obtenue, et notre produit est à l'abri de tout reproche au point de vue de son asepsie.

Assouplissement du catgut.

Le catgut stérilisé et conservé dans l'alcool a l'inconvénient d'être rigide, difficilement maniable; le chirurgien, avant de l'employer, doit le laisser macérer quelque temps dans une solution aqueuse. C'est donc une prépation incomplète, puisque l'opérateur doit lui-même procéder à la dernière phase de cette préparation, c'est-à-dire à l'assouplissement. De plus, cet assouplissement, pour être bien à point, demande une attention qu'il est difficile de donner au moment d'une opération : une macération trop courte laisse les catguts durs, surtout les plus gros ; une macération trop longue ôte de la solidité au fil qui se gonfle, s'effiloche, devient inutilisable.

Le catgut est un corps extrêmement hygrométrique et l'alcool absolu dont ce fil est imprégné est lui-même excessivement avide d'eau : l'hydratation est donc très rapide, et nous avons constaté que la brusquerie de cette hydratation et l'excès même d'eau absorbée par le catgut enlèvent toute solidité à ce fil : autant une hydratation lente et légère est inoffensive, autant une hydratation brusque et excessive est funeste.

Le Dr Picqué cite l'exemple d'un catgut n° 2, qui supportait une traction de 11 kilog. et qui, après une immersion de 10 minutes dans l'eau ou la liqueur Van Swieten, ne supportait plus qu'une traction de 5 kilog. Nous avons vu nous-mêmes à notre dynamomètre (*fig. 41*) un catgut d'une force de 13k250 réduit à 5k100 après un court séjour dans l'eau; un autre catgut est tombé de 9k200 à 3k200. Et ainsi des autres.

Cette macération offre aussi un risque de contamination pour le catgut, si le liquide et le vase qui le contient ne sont pas rigoureusement aseptiques.

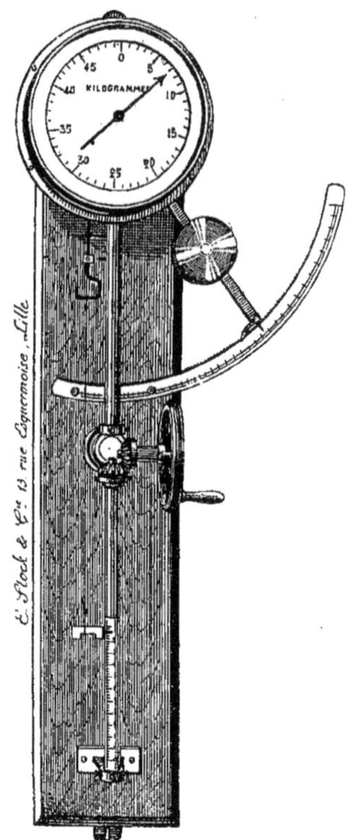

Fig. 41. — DYNAMOMÈTRE.

Nous avons remédié à ces inconvénients de la façon suivante :

Nous avons constaté que, si l'alcool absolu rend le catgut très rigide, au contraire l'alcool à 90° lui donne exactement la consistance convenable : il le rend souple sans être trop mou; le fil ne s'effiloche pas et permet de faire facilement les nœuds. Mais, comme la moindre trace d'eau gélatinise le catgut à la température de 120°, on ne peut le stériliser autrement que dans l'alcool absolu.

Le problème était donc de stériliser le catgut dans l'alcool absolu et de transformer ensuite cet alcool absolu en alcool à 90°, sans manipulation et en vase clos. Nous l'avons résolu de la façon suivante (Procédé breveté S. G. D. G.) :

Le catgut privé de toute trace d'eau et de graisse est placé dans un tube avec une quantité déterminée d'alcool absolu. Dans la partie supérieure de ce tube, nous introduisons une petite ampoule scellée dont l'extrémité est en verre très mince et pourra se briser facilement à un moment donné par un simple choc : cette ampoule contient la quantité d'eau nécessaire pour transformer l'alcool absolu en alcool à 90° (*fig. 42*). Nous fermons le tube à la lampe et nous le stérilisons dans un autoclave spécial à 120° pendant une heure. Après complet refroidissement, nous retirons le tube de l'autoclave; par un mouvement brusque, nous brisons la petite ampoule intérieure, l'eau qu'elle contient se répand dans le grand tube et vient diluer l'alcool absolu (*fig. 43*).

Depuis que notre procédé a fait l'objet d'une communication à la Société de Chirurgie, plusieurs auteurs ont recommandé d'assouplir dans de l'alcool plus ou moins dilué le catgut stérilisé par l'alcool absolu. Mais, dans tous ces procédés, l'assouplissement est obtenu en retirant le catgut du milieu où il a été stérilisé et en le transportant dans un autre liquide où il est conservé : il y a donc là un risque sérieux de contamination par la manipulation et le passage à l'air. Une telle façon d'opérer, employée pour la conservation des matières alimentaires, serait condamnée par tous les Conseils d'hygiène; comment peut-on l'admettre pour une substance aussi facilement contaminable que le boyau de mouton?

Il est inutile d'insister sur la supériorité de notre

préparation où tout se fait en vase clos, où l'assouplissement a lieu dans le récipient même qui a servi à stériliser le catgut, préparation où nous sommes restés fidèles au principe sur lequel sont basés tout nos procédés : « Pas de manipulations après la stérilisation. »

Notre catgut assoupli est stérilisé et conservé dans nos ampoules scellées spéciales s'ouvrant par arrachement sans trait de lime (brevetées).

Mode d'emploi. — On tient avec la main gauche le bas de l'ampoule et on saisit le haut avec la main droite,

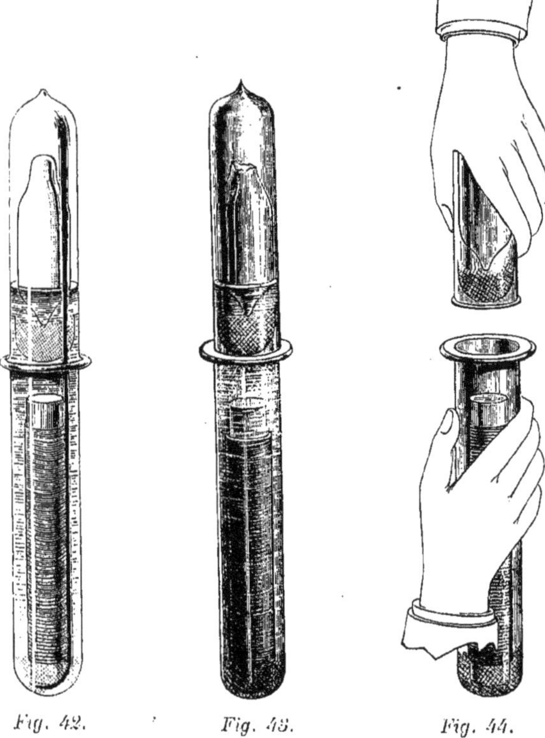

Fig. 42. *Fig. 43.* *Fig. 44.*

LABORATOIRE GÉNÉRAL DE STÉRILISATION
par les Procédés Btés S.G.D.G.
DE ROBERT & LESEURRE
CATGUT STÉRILISÉ N° 2
PAR L'ALCOOL SOUS PRESSION A 120°
(NON ASSOUPLI)
EN AMPOULE BREVETÉE
NE DOIT ÊTRE OUVERT QU'EN PRÉSENCE DU CHIRURGIEN

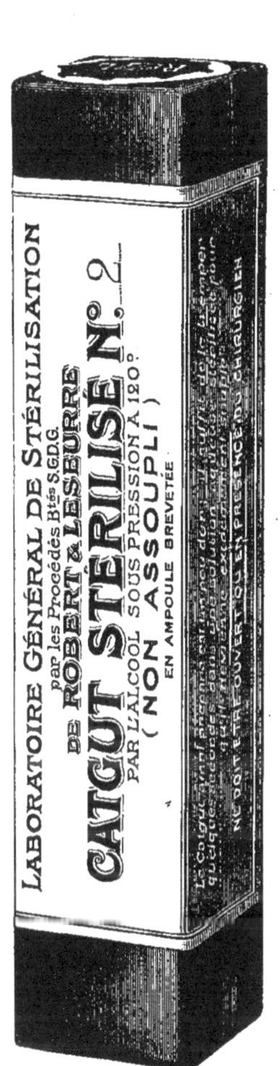

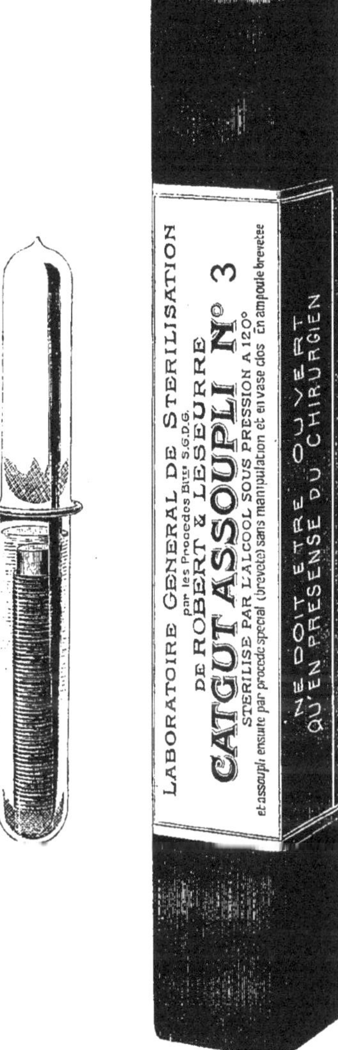
LABORATOIRE GENERAL DE STERILISATION
par les Procedes Btés S.G.D.G.
DE ROBERT & LESEURRE
CATGUT ASSOUPLI N° 3
STERILISE PAR L'ALCOOL SOUS PRESSION A 120°
et assoupli ensuite par procedé special (breveté) sans manipulation et en vase clos en ampoule brevetée
NE DOIT ETRE OUVERT QU'EN PRESENSE DU CHIRURGIEN

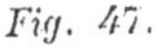
Fig. 47.

en ayant soin de tenir les doigts écartés de quelques millimètres du bourrelet du tube (*fig. 44*). On tire sur la partie supérieure comme pour déboucher un flacon ordinaire (si l'on sent une trop forte résistance, on fléchit légèrement, de façon à faire en même temps les mouvements

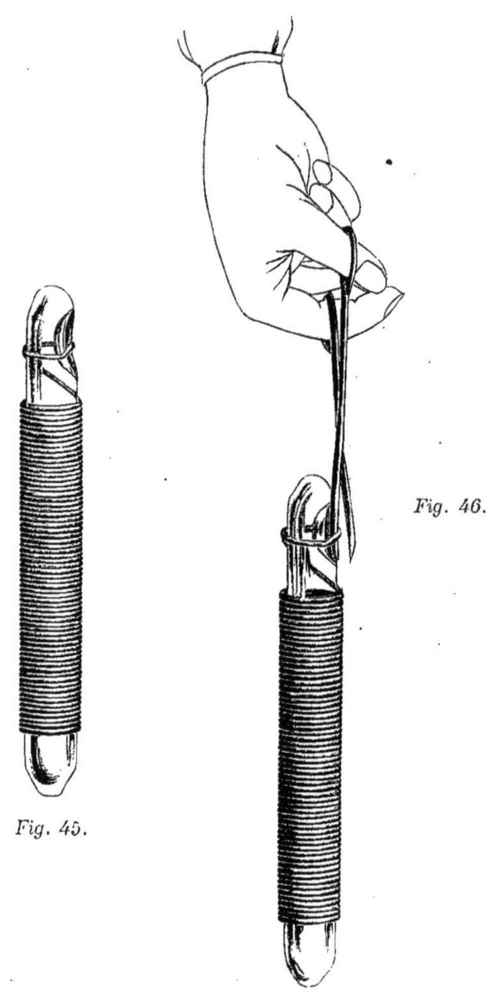

Fig. 45.

Fig. 46.

d'arracher et de briser) : la cassure sera nette, sans éclat et sans danger de coupure ; elle sera d'autant plus nette qu'elle aura été faite plutôt par traction que par flexion.

La partie supérieure de la bobine, autour de laquelle est enroulé le catgut, porte une coche très accentuée (*fig. 45*) qui permet de couper facilement l'extrémité du fil qui se déroulera ensuite aisément (*fig. 46*).

Nous recommandons d'une manière toute spéciale notre **catgut assoupli**. Nous continuons cependant à préparer du **catgut non assoupli** (*fig. 47*), dont le prix est inférieur au prix du précédent. Quand les prescriptions ne portent pas d'indications spéciales, c'est toujours le catgut assoupli que nous délivrons à cause de sa grande supériorité au point de vue de la solidité, de la souplesse et de la commodité de son emploi.

Nous préparons 9 grosseurs différentes de catguts (du n° 000 au n° 6) (*fig. 48*).

GROSSEURS DES CATGUTS

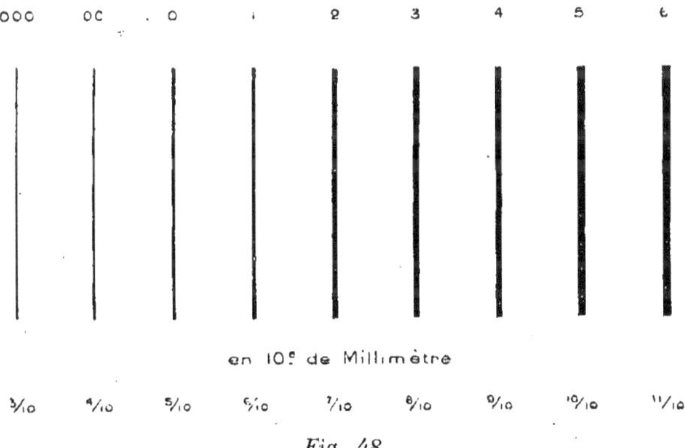

Fig. 48.

PETIT AUTOCLAVE

SPÉCIAL POUR LA STÉRILISATION DU CATGUT

PAR LA VAPEUR D'ALCOOL SOUS PRESSION

(Déposé)

Un certain nombre de chirurgiens, tenant à stériliser eux-mêmes leurs fils, nous avons construit, pour cet usage, un petit autoclave spécial (*fig. 49*).

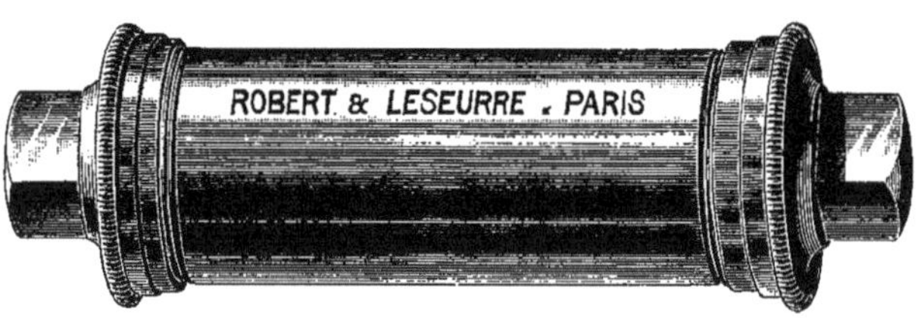

Fig. 49.

Cet instrument se compose d'un cylindre creux, fermé à ses deux extrémités à l'aide de 2 couvercles vissés. Ces deux couvercles sont munis de joints en plomb : le plomb étant un métal malléable, on obtient par un serrage énergique une fermeture parfaite.

Mode d'emploi. — On introduit dans ce petit autoclave le catgut dégraissé et déshydraté. On recouvre le fil d'alcool absolu. On visse à bloc le couvercle à l'aide de la clef et de la plaque carrée fixée sur une table (*fig. 50*). On porte l'appareil à 120° pendant une heure, soit dans un autoclave ordinaire, soit dans un bain de glycérine ou d'huile maintenu à 120° par un régulateur, soit dans une étuve sèche réglée à la même température.

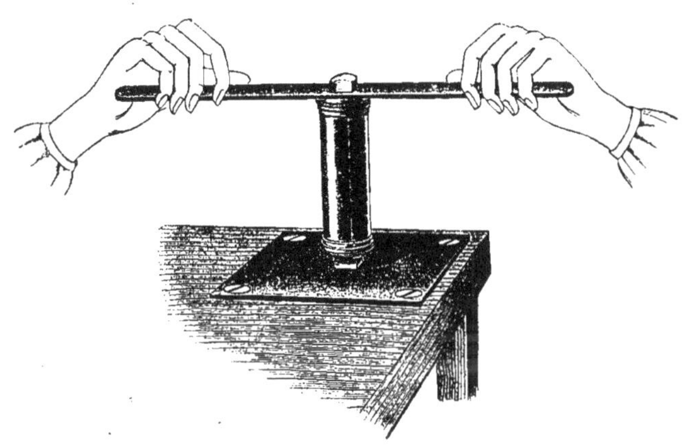

Fig. 50. — VISSAGE DU PETIT AUTOCLAVE.

Le catgut ainsi préparé est rigide ; il faut le laisser tremper dans de l'eau stérilisée pour lui rendre sa souplesse, ou l'envelopper dans une compresse humide.

Pour que cette stérilisation réussisse, il est indispensable que l'alcool employé soit rigoureusement **absolu,** et que le catgut soit complètement **dégraissé** et **déshydraté.** Ces deux opérations sont un peu délicates, et le dégraissage, qui ne peut se faire d'une façon complète que par

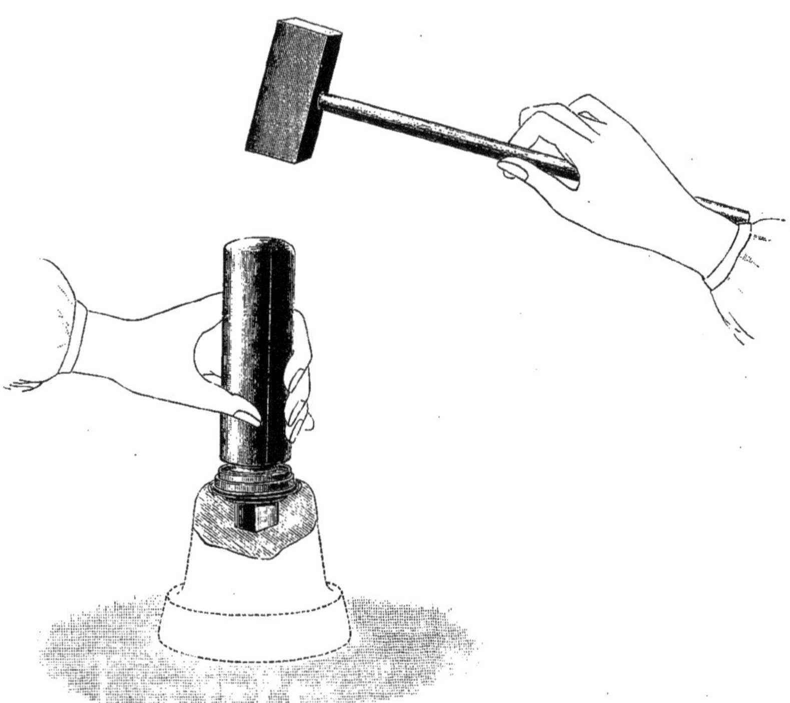

Fig. 51. — REMPLACEMENT DES RONDELLES DE PLOMB DU PETIT AUTOCLAVE.

les vapeurs d'éther dans un appareil distillatoire, présente un certain danger et réclame un outillage spécial (*fig. 52*). Sur la demande de différents chirurgiens, nous délivrons à des prix très modérés des bobines de catgut dégraissé et déshydraté.

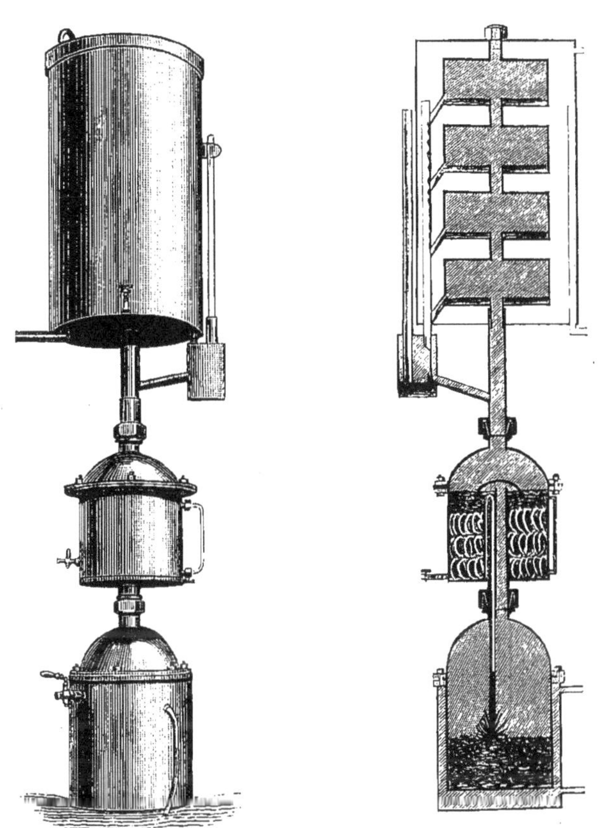

Fig. 52. — Dégraissage du Catgut.

Nous faisons deux modèles de ces autoclaves : le petit modèle peut contenir une seule bobine ; le grand modèle contient trois ou quatre bobines.

Au bout d'un certain temps, les rondelles de plomb sont hors d'usage : il est très important que ces rondelles soient toujours en bon état, car l'étanchéité parfaite est une condition indispensable de la réussite de cette stérilisation. Nous vendons des rondelles de plomb de rechange ainsi qu'un emboutissoir spécial pour placer ces plombs. On introduit la rondelle dans le couvercle comme l'indique la fig. 51, et on la fixe d'un coup de marteau.

Ces autoclaves peuvent également être employés pour la stérilisation de la soie, des crins, drains, etc., par les vapeurs d'eau ou d'alcool sous pression.

N. B. — Le catgut stérilisé dans ces petits autoclaves offre toute garantie au point de vue de l'asepsie, et, quand l'opération a été faite avec soin, il est exactement semblable à celui que nous vendons dans nos tubes scellés sous le nom de **catgut non assoupli**. Cependant, pour les raisons exposées plus haut, il n'offre pas au point de vue de la souplesse et de la solidité les mêmes avantages que notre **catgut assoupli.**

SOIE STÉRILISÉE

Notre soie autoclavée à 120° dans l'acétone, par un procédé dont nous sommes inventeurs, est d'une solidité remarquable et d'une asepsie parfaite.

Elle est stérilisée dans les tubes mêmes dans lesquels elle est conservée : ces tubes sont scellés à la lampe avant la stérilisation; aucune contamination ne peut donc se produire après leur sortie de l'autoclave.

L'appareil dans lequel ces tubes sont stérilisés est le même que celui qui nous sert pour la stérilisation de nos catguts : cet autoclave est muni d'un thermomètre qui évite toute cause d'erreur.

Nos soies sont renfermées dans nos tubes scellés spéciaux s'ouvrant par arrachement sans trait de lime (*fig. 53*).

Elles sont enroulées sur des cadres de nickel : ce mode de présentation assure la parfaite pénétration de la vapeur dans toutes les parties de la soie.

Nous préparons trois sortes de soie.

1° **Soie plate** (du n° 000 au n° 6).

2° **Soie ronde** (du n° 000 au n° 6).

3° **Soie noire** (du n° 000 au n° 6).

LABORATOIRE GÉNÉRAL DE STÉRILISATION
par les Procédés Btés S.G.D.G.
DE ROBERT & LESEURRE
SOIE PLATE STÉRILISÉE No. 1
EN AMPOULE BREVETÉE

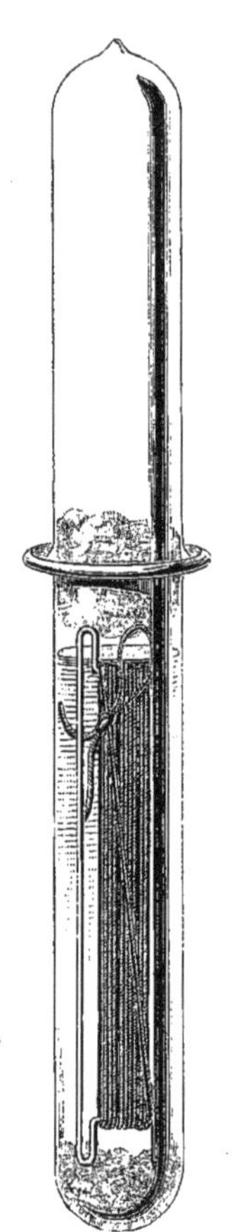

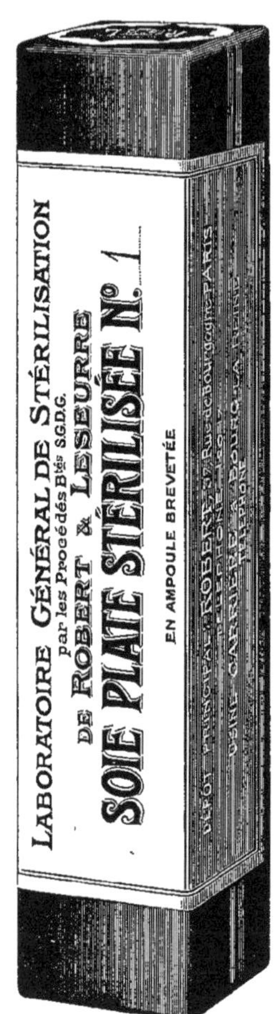

Fig. 53.

CRINS DE FLORENCE STÉRILISÉS

Nos crins de Florence sont autoclavés à 120°. Ils présentent toutes garanties au point de vue de l'asepsie et de la solidité.

Toujours choisis avec le plus grand soin, ils ne laissent rien à désirer comme qualité.

Ils sont stérilisés dans les tubes mêmes qui servent à les conserver; ces tubes sont scellés avant le passage dans l'autoclave.

Cette stérilisation a lieu dans le même appareil utilisé pour celle de nos catguts et de nos soies : c'est dire qu'aucune erreur de température n'est possible.

Nos crins sont renfermés dans nos tubes scellés spéciaux s'ouvrant par arrachement sans trait de lime (*fig. 54*).

Ils sont en tubes de 6 ou de 20 crins. Les tubes de 6 crins sont principalement employés pour les accouchements.

Les crins sont blancs ou teints en bleu.

Nous avons 6 grosseurs de crins :

N° 00 extra-fins,
N° 0 très fins,
N° 1 fins,
N° 2 moyens,
N° 3 gros,
N° 4 extra-gros.

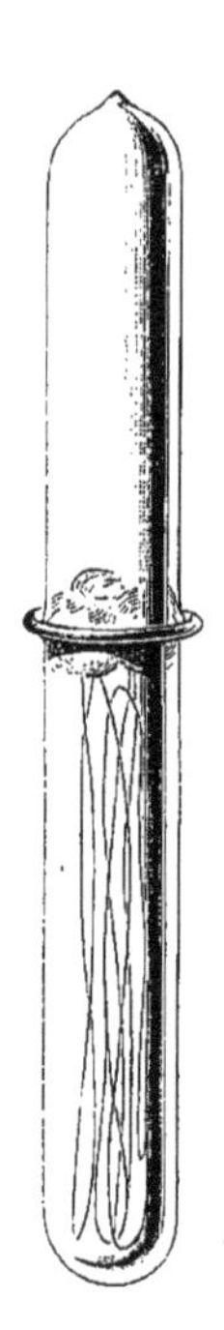

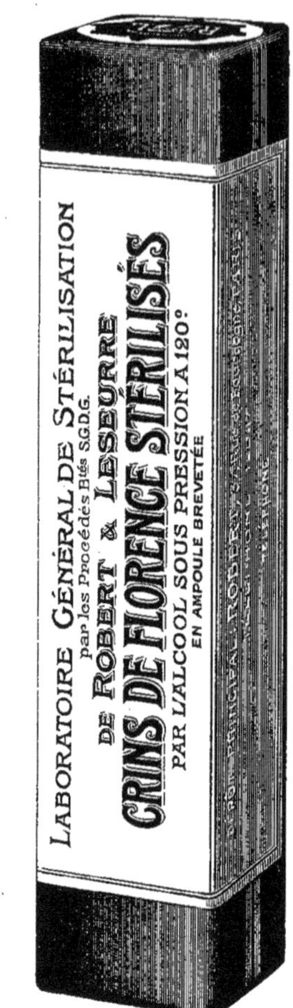

Fig. 54.

Nous faisons également des tubes de crins assortis, qui contiennent des crins nos 1, 2 et 3.

Tous ces crins ont 35 centimètres de longueur, sauf les extra-gros qui n'ont que 30 centimètres.

FIL DE LIN

Notre fil de lin est autoclavé à 120° de la même façon que la soie : il est très solide et rigoureusement aseptique.

Il est stérilisé dans les tubes mêmes où il est conservé : ces tubes sont scellés avant la stérilisation et sont de notre modèle spécial s'ouvrant par arrachement sans trait de lime.

Le fil de lin est enroulé sur des cadres de nickel comme la soie.

Nous en préparons de 4 grosseurs différentes (du n° 00 au n° 2).

FILS DE CAOUTCHOUC

POUR HYSTÉRECTOMIE ABDOMINALE

Ces fils de caoutchouc autoclavés à 120° sont délivrés ordinairement en flacons contenant 2 fils de différentes grosseurs.

Nous les préparons également en tubes scellés.

FILS D'ARGENT STÉRILISÉS

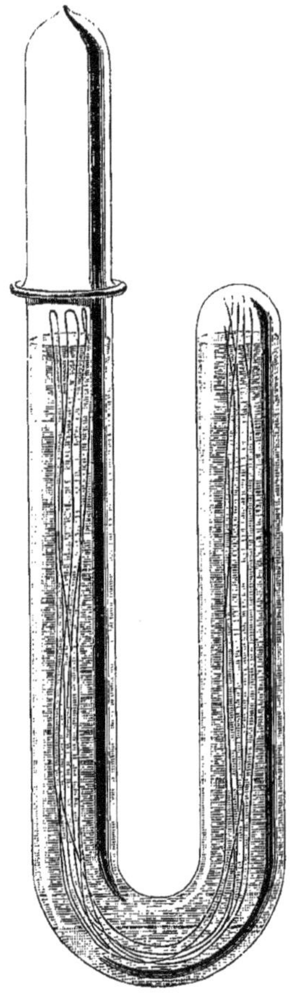

Fig. 55.

FILS D'ARGENT STÉRILISÉS.

Nos fils d'argent sont autoclavés à 120° dans les tubes mêmes où ils sont conservés.

Ces tubes sont de notre modèle spécial s'ouvrant par arrachement sans trait de lime. Pour les rendre plus portatifs, nous les avons courbés en U (*fig.* 55).

Nous avons 6 grosseurs différentes de fils d'argent : du n° 1 au n° 6.

A moins d'indications contraires, nous livrons nos fils d'argent par tubes de 5 fils de 80 centimètres de longueur pliés en deux.

Nous préparons également des flacons vissés contenant plusieurs fils de 35 centimètres de longueur.

BOITES DE FILS ET DRAINS

Pour rendre plus pratique l'emploi de ces produits, et pour éviter aux aides toute perte de temps occasionnée par l'ouverture des cartonnages, nous avons réuni dans une seule boîte tous les fils et les drains : ces

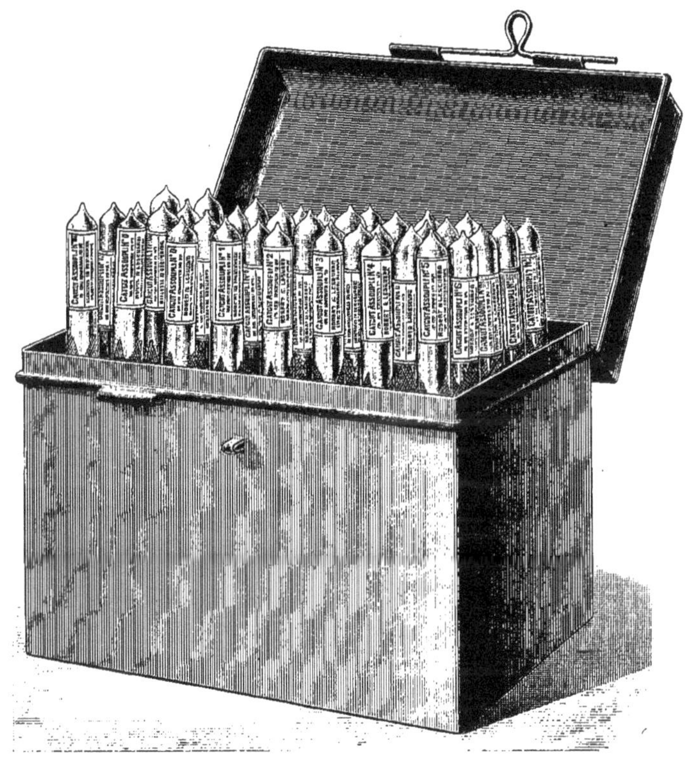

Fig. 56.

tubes sont disposés comme l'indique la fig. 56 : les étiquettes bien apparentes permettent de saisir sans tâtonnements le tube dont on a besoin; l'ouverture pratique de ces tubes par arrachement sans trait de lime permet à l'aide de fournir instantanément le fil demandé par le chirurgien. De plus, nos fils n'ayant pas besoin de macération préalable, nos tubes ne sont débouchés qu'au fur et à mesure de l'usage; on évite ainsi toute contamination, et on ne risque pas de briser des tubes qui, ne trouvant pas leur emploi immédiat, deviendraient inutilisables.

Ces boites contiennent : 15 catguts de différentes grosseurs, 12 soies de différentes grosseurs, 3 crins (fins, gros, moyens), 4 drains (10, 20, 30, 40), 3 fils d'argent (4, 5 et 6).

La composition de ces boîtes peut être variée suivant les indications que les chirurgiens nous donneront.

DRAINAGE

Nos drains sont de 2 sortes :

1° **Drains** à bouts coupés en caoutchouc ordinaire ;

2° **Drains** moulés à bouts arrondis.

Ils sont troués ou non troués. Ils ont 0m14 ou 0m25 de longueur. Nous vendons par flacons de 4 ou 8 drains, mais le plus généralement par tubes scellés de 1 drain (*fig. 57*).

Ces drains sont autoclavés à 125° : les tubes sont fermés avant la stérilisation : toute contamination ultérieure est donc impossible. Ces tubes s'ouvrent par arrachement sans trait de lime.

Nous préparons sur commande des drains en verre, en aluminium, en argent.

Drains soudés pour taille hypogastrique.

Drains utérins en T.

Drains utérins en croix.

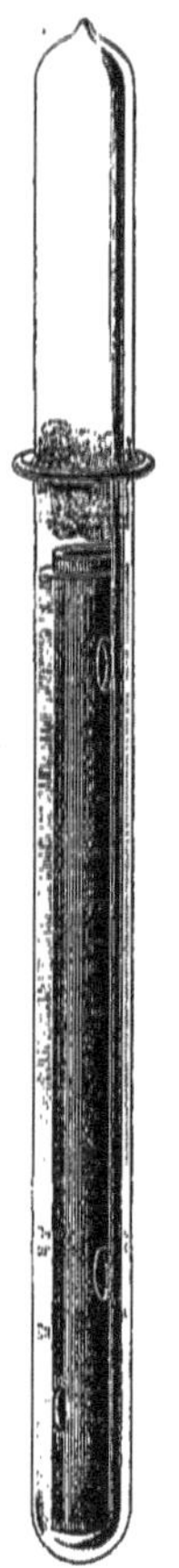

LABORATOIRE GENERAL DE STERILISATION
par les Procédés Bvts S.G.D.G.
DE ROBERT & LESEURRE
DRAIN AUTOCLAVE
à 125° EN AMPOULE BREVETEE (N°15)
NE DOIT ETRE OUVERT
QU'EN PRESENCE DU CHIRURGIEN

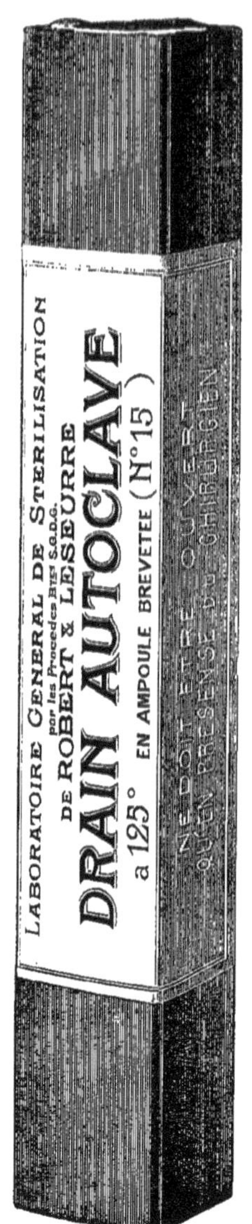

Fig. 57.

CATHÉTÉRISME

L'expérience clinique a prouvé que très souvent des infections bactériennes violentes sont consécutives à l'introduction de sondes et bougies dans la vessie. Ces accidents démontrent l'utilité d'une asepsie parfaite de ce matériel.

Les numéros de nos sondes correspondent à la filière Charrière qui est graduée par tiers de millimètre (*fig. 59*).

Sondes en caoutchouc.

Nos sondes en caoutchouc rouge sont stérilisées à l'autoclave, soit en tubes scellés de notre modèle breveté (*fig. 58*), s'ouvrant par arrachement sans trait de lime, soit dans nos boîtes spéciales. Les premiers sont autoclavés à 125° dans l'eau boriquée; les secondes sont stérilisées par la vapeur saturée sous pression à 150° (stérilisation, dessiccation, bouchage effectués dans l'autoclave fermé en une seule opération).

Sondes Nélaton.

Sondes de de Pezzer, etc.

Sondes en gomme.

La stérilisation des sondes en gomme est moins facile.

Nous étudions en ce moment le moyen de les stériliser par la vapeur sous pression. En attendant que nos recherches aient abouti à un résultat pratique et irréprochable, nous stérilisons les sondes en gomme par le procédé qui offre actuellement le plus de garanties (stérilisation par le formol au moyen de trioxyméthylène). Ces sondes devront être lavées au moment de l'emploi dans la solution boriquée autoclavée.

Sondes rectales.

Ces sondes sont stérilisées comme les sondes Nélaton.

Sondes œsophagiennes

Même stérilisation.

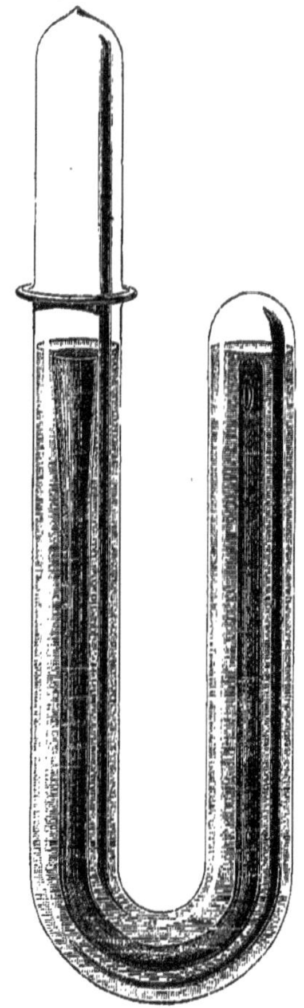

Fig. 58.

DIAMÈTRES DES SONDES, DRAINS & LAMINAIRES

(Filière Charrière)

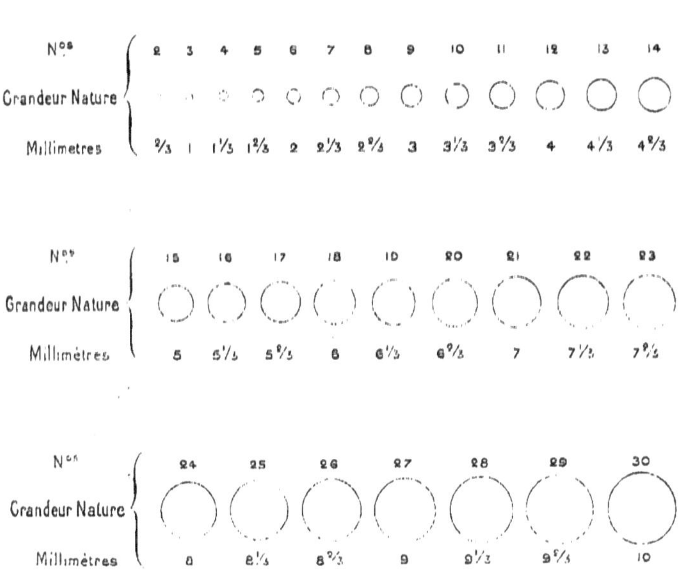

Fig. 59.

LAVAGE ET IRRIGATION

Une eau stérilisée est indispensable : pour le lavage et l'irrigation des plaies; pour le lavage de la région opératoire et des mains du chirurgien; pour la désinfection de la peau à la brosse et au savon.

Les acides borique, salicylique, phénique, etc., destinés au lavage des plaies, sont impuissants par eux-mêmes à stériliser l'eau. Ils n'excluent donc point la nécessité d'une stérilisation par la chaleur de l'eau à laquelle ils sont mélangés.

Le sublimé lui-même est sans action sur les spores entourées de matières grasses ou albuminoïdes. *(Voir page 11.)*

En définitive, la stérilisation à l'autoclave est encore là le seul procédé donnant toutes les garanties.

Bocks à injections vaginales. — Nous avons deux modèles de bocks : un bock d'une seule pièce en tôle émaillée à angles arrondis; — un bock en verre à ouverture inférieure.

A l'appareil est joint un tube en caoutchouc stérilisé par la vapeur d'eau saturée, obturé à volonté par une pince à pression.

Canules. Nos canules vaginales sont en verre renforcé et autoclavées.

L'appareil complet est livré stérilisé en une boîte métallique fermée dans l'autoclave.

Nos **pinceaux,** pour application du collodion, etc., sont **stérilisés** dans nos tubes spéciaux (*fig. 60*). Pinceaux stérilisés.

Nos **poudres** (iodoforme, salol, aristol, ferripyrine, etc.) sont livrées en flacons-poivrière d'un modèle spécial (*fig. 61*). Poudres.

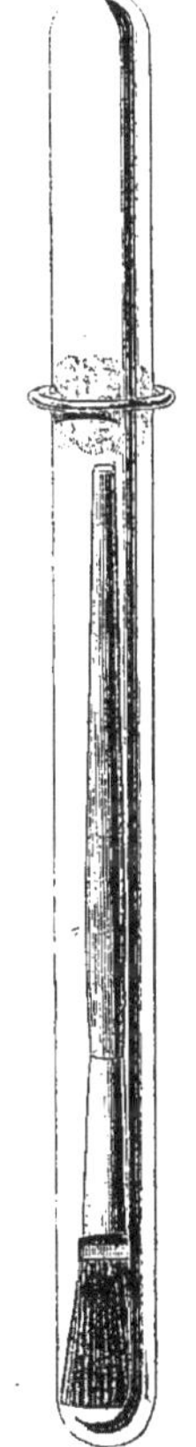

Fig. 60.

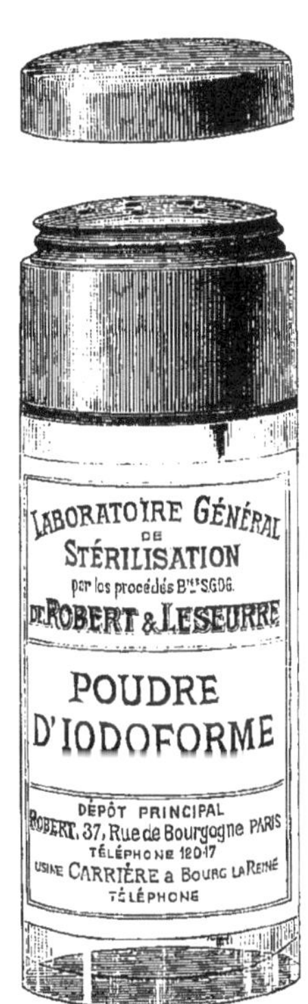

Fig. 61.

PÉRIODE POST-OPÉRATOIRE

PANSEMENT

L'application du pansement termine l'opération.

La stérilisation des matériaux qui le composent, notamment pour ceux qui touchent directement la plaie, est de la plus haute importance.

Étant donné son but, le pansement aseptique devra satisfaire aux conditions suivantes :

Être exempt de tous germes ;

Absorber parfaitement les sécrétions ;

Empêcher la décomposition des produits sécrétés mis à découvert.

« Il n'y a pas, dit Schimmelbusch [1], de moyen à la fois plus simple, plus inoffensif et plus actif d'empêcher les altérations des sécrétions des plaies, que la dessiccation, l'évaporation des liquides sécrétés absorbés par le pansement. L'humidité est une condition essentielle pour le développement des germes, la sécheresse au contraire les tue. Le milieu de cultures le plus favorable devient stérile, quand on le prive de ses éléments liquides, et, si on veille à ce que le sang, le pus et les autres liquides de sécrétion se dessèchent dans le pansement, on arrête aussitôt le développement des organismes inférieurs..... Schlange, à la clinique de Bergmann, a parfaitement pu

[1] Loc. cit.

montrer combien la privation de liquide arrête rapidement toute végétation bactérienne. Schlange imprégnait de jus de viande et de bouillon des couches de gaze, qu'il inoculait ensuite avec le champignon du pus vert; ces bandelettes ainsi préparées étaient déposées dans des soucoupes en verre. Quand ces soucoupes étaient laissées exposées à l'air, il se produisait une évaporation sensible des liquides nutritifs retenus dans la gaze, et le développement des colonies restait très limité; s'il recouvrait, au contraire, les bassins de façon à empêcher cette évaporation, on voyait les colonies se multiplier rapidement et envahir bientôt de leur masse verte toute la surface des compresses de gaze. Quand le champignon avait envahi la surface de culture sur une étendue de plusieurs centimètres déjà, il suffisait de lever la cloche pour voir tout développement s'arrêter et les colonies regresser devant la marche envahissante de la dessiccation. »

Les pansements secs, en déterminant l'évaporation rapide des liquides sécrétés, évitent ces altérations redoutables et, par suite, suppriment la nécessité des changements fréquents et dangereux indispensables dans le pansement humide.

Les matières qui entrent dans la confection du pansement sont la gaze hydrophile, le coton hydrophile, le coton ordinaire, les bandes de toute nature aseptiques ou antiseptiques.

Nous employons exclusivement la vapeur d'eau saturée sous pression pour la préparation des pansements aseptiques.

La dessiccation n'est pratique et parfaite que par

l'application de notre procédé par « **Détente en double paroi chaude** ».

Enfin, la conservation stérile n'est possible que par fermeture absolue des récipients, opérée mécaniquement au moment voulu au sein même de l'autoclave encore vide d'air.

Seuls, nous pouvons réaliser ces deux conditions indispensables; **seuls,** nous pouvons donc fournir des pansements véritablement aseptiques.

COTON HYDROPHILE

Peu de substances sont aussi falsifiées que le coton hydrophile.

Étant obtenu par dégraissage du coton ordinaire, il devrait être toujours plus coûteux que ce dernier : cependant, on le vend généralement meilleur marché.

Ce coton, vendu à bas prix, provient de l'agglomération de déchets d'ouate à l'aide de savons alcalins. Cette falsification n'enlève au coton aucune de ses qualités extérieures : il a un aspect brillant et est très hydrophile. Mais ce coton, porté à une température élevée, est réduit en poussière, brûlé littéralement par les acides du savon devenus libres.

Même de qualité parfaite, le coton hydrophile ne peut subir impunément l'action de l'étuve sèche. Il jaunit plus ou moins et perd généralement son pouvoir hydrophile, ainsi que nous l'avons vu plus haut (page 9).

La vapeur d'eau saturée à 150°, au contraire, n'exerce

R L
LABORATOIRE GÉNÉRAL DE STÉRILISATION
par les procedes B^tés S.G.D.G.
DE
ROBERT & LESEURRE
PHARMACIENS-CHIMISTES
Fournisseurs de l'Assistance Publique
USINE: CARRIÈRE à BOURG-LA-REINE (Téléphone)
DEPÔT PRINCIPAL: 37. Rue de Bourgogne a PARIS
TELEPHONE 120.17
COTON HYDROPHILE (petits carrés)

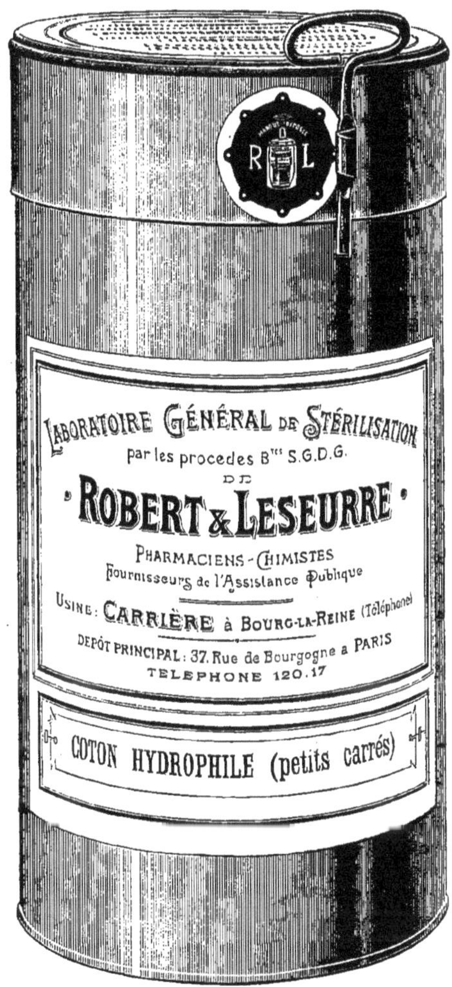

Fig. 62.

STÉRILISATION, DESSICATION & BOUCHAGE
DANS L'AUTOCLAVE
EN UNE SEULE OPERATION
(Procede Brevete S.G.D.G.)
Stérilisation dans l'Autoclave :
Dessication complete :
Bouchage mécanique :

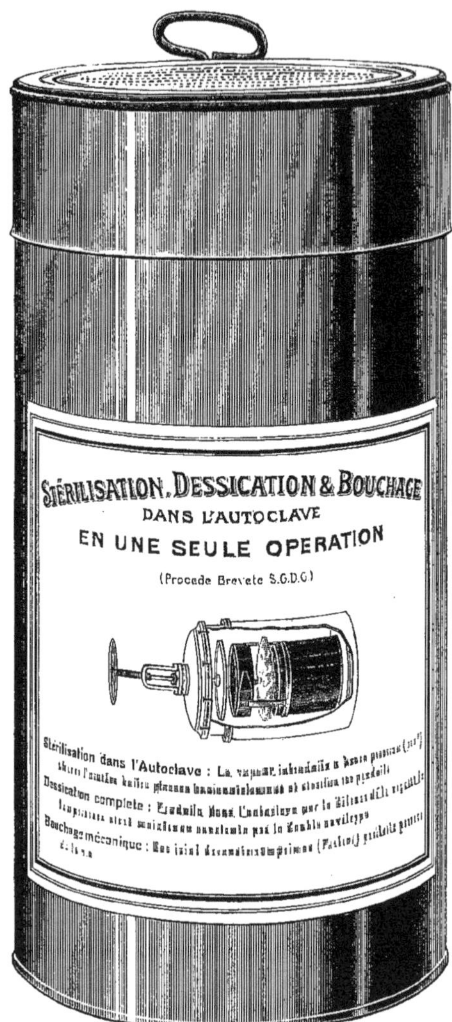

Fig. 63.

aucune action détériorante sur le coton : elle ne lui enlève rien de ses qualités hydrophiles, elle lui communique simplement une nuance légèrement ambrée, appréciable seulement par comparaison avec de l'ouate non stérilisée : cette nuance, d'ailleurs, par son uniformité, est une preuve de l'égalité de pénétration des vapeurs.

Pour répondre à ses divers usages, nous vendons le coton hydrophile stérilisé dans nos boîtes spéciales (*fig. 62* et *63*) sous les formes suivantes :

1° **En nappes roulées** par 250 gr., 125 gr. et 50 gr.;

2° **En bandes** de diverses dimensions;

3° **En carrés :**

Petits carrés : 0m10×0m10

Moyens carrés : 0m25×0m25

Grands carrés : 0m25×0m50

Ces carrés se vendent par boîtes de 50 gr., 100 gr. ou 200 gr.

Ces carrés d'ouate sont aussi appelés **compresses d'ouate** ou **garnitures d'ouate**.

COTON ORDINAIRE

C'est du coton cardé et blanchi, mais non dégraissé. Il n'est nullement altéré par la vapeur d'eau, mais uniformément teinté de jaune; cette coloration est d'autant plus accentuée que les matières grasses s'y trouvent en plus grande abondance.

Dans le pansement, il sert à recouvrir l'ouate hydrophile qu'il garantit de toute imbibition extérieure. Nous le préparons en :

Nappes roulées de 50 gr., 125 gr. et 250 gr.

GAZES ANTISEPTIQUES

Nous préparons ces gazes sous 3 formes différentes :

1° **Gazes larges** de 1 mètre ou de 50 centimètres de longueur. Ces gazes sont vendues : ou en flacons de verre (*fig. 64*) dont le couvercle est vissé à pression sur une rondelle de caoutchouc, ou en boîtes métalliques de notre modèle spécial ; ces boîtes, dans ce cas, sont bouchées à l'air libre, sauf les gazes qui peuvent être exposées sans crainte à la vapeur saturée sous pression, comme la gaze boriquée.

Ces gazes se font aussi simplement aseptiques.

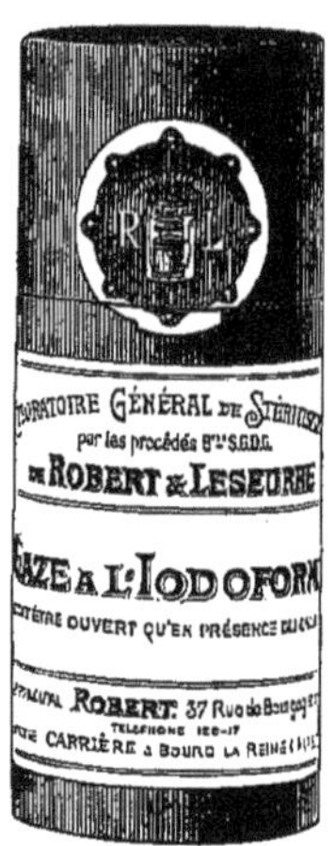

Fig. 64.

2° Gazes déroulables.

Ces gazes déroulables sont renfermées dans des flacons spéciaux (*fig. 65*) qui permettent de ne faire sortir que la quantité de gaze utilisée immédiatement, évitant, autant que faire se peut, la contamination des parties non employées.

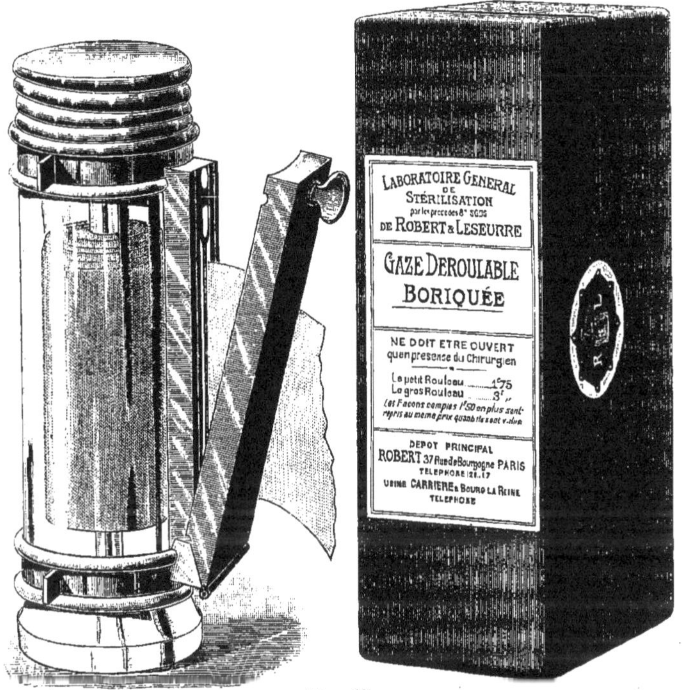

Fig. 65.

Ces gazes mesurent 0m15 de largeur : elles sont pliées en deux, ce qui donne une largeur de 0m075 : leur longueur est de 5 mètres environ (gros rouleaux) ou de 2m50 environ (petits rouleaux). Ces dimensions répondent à tous les besoins.

Les plus employées sont à l'iodoforme, au salol, à l'acide borique, etc.

3° **Mèches de gaze déroulables.**

Ces mèches sont renfermées dans des flacons du modèle ci-dessous (*fig. 66*).

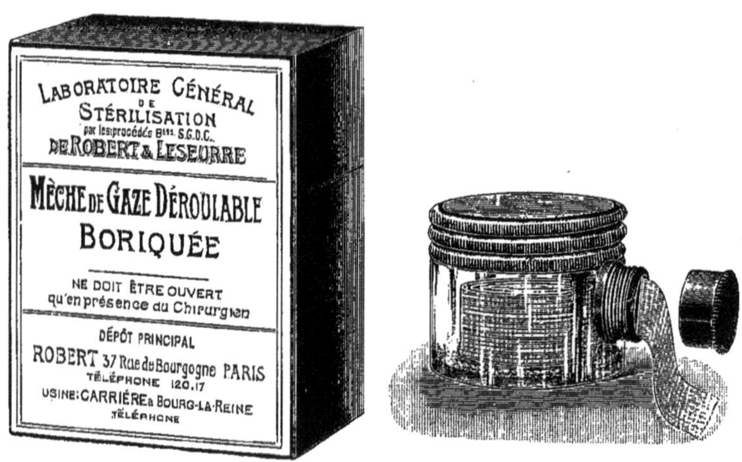

Fig. 66.

Ces mèches de gaze sont d'une seule épaisseur à 2 lisières, ou doublées et cousues. Les premières ont 2 centimètres de largeur, les secondes ont 1 ou 2 centimètres. Leur mode de présentation les empêche de s'effiler et de laisser des débris d'étoffe dans les plaies ou dans les cavités.

Les plus usitées sont :

1° Mèches glycérinées : au gaïacol, au salol-antipyrine, à l'ichthyol, etc.

2° Mèches sèches : iodoforme, acide borique, salol, aristol, iodol, ferripyrine, antipyrine, etc.

BANDAGES

Les bandes n'étant destinées qu'à fixer extérieurement le pansement, leur parfaite stérilisation est moins indispensable. Par conséquent, nous les livrons sous deux formes différentes :

1° Enveloppées de papier ou de cartonnages.

2° Renfermées dans nos boîtes spéciales et stérilisées par notre procédé habituel.

Nos bandes sont en : Bandes.

Tissu de coton (bandes anglaises),

Crépon (élastiques),

Flanelle,

Gaze avec ou sans lisières (les premières ne s'effilent pas),

Tarlatane empesée,

Toile neuve à deux lisières ou usagée sans lisières.

Les largeurs de ces bandes sont de 0^m05, 0^m075, 0^m10, 0^m125, 0^m15, 0^m20. Dimensions.

Les longueurs sont de 5 ou 10 mètres.

Les bandages les plus employés sont :

Le bandage de corps en flanelle (longueur 1^m50). Bandages.

Le bandage en T (*fig. 67*) en toile ou en flanelle.

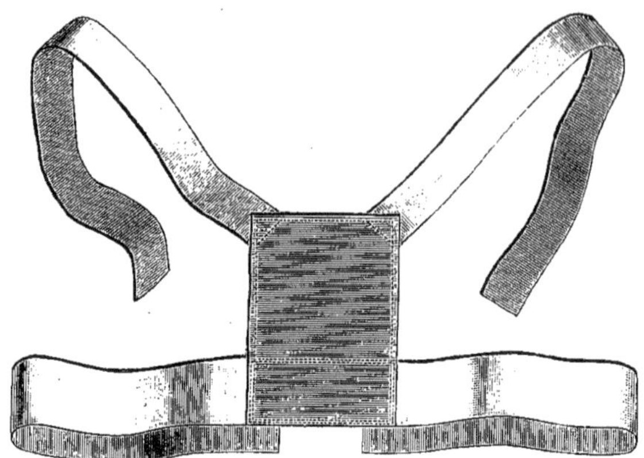

Fig. 67. — BANDAGE EN **T**.

Sous-cuisses en flanelle.

Jambières en flanelle (*fig. 68*).

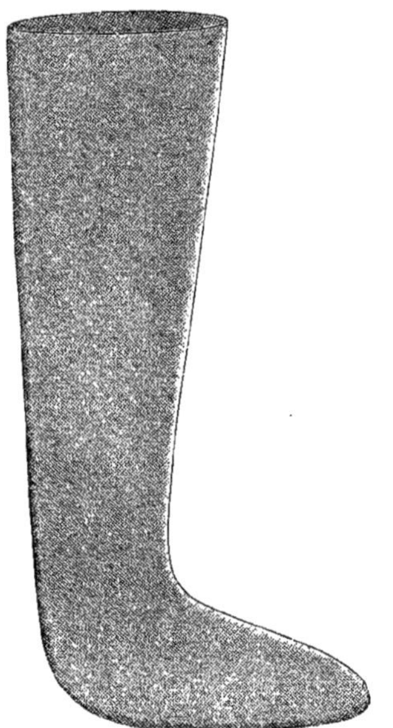

Fig. 68. — JAMBIÈRE.

Pour rendre plus claire la disposition des pansements que nous envoyons pour les opérations, nous réunissons dans une seule **boîte** les différents produits employés pour les **bandages.**

Boites de Bandages.

Cette boîte contient :

1° Deux mètres de taffetas chiffon.

2° Deux bandages de corps avec et sans bretelles.

3° Deux bandages en **T**.

4° Deux paires de sous-cuisses.

5° Deux jambières.

6° Deux bandes de tarlatane empesée de 0m05×10m.

7° Deux — — 0m10×10m.

8° Deux — — 0m20×10m.

9° Deux — crépon de 0m05×5m.

10° Deux — — 0m10×5m.

11° Deux — — 0m20×5m.

12° Deux flacons d'épingles de sûreté.

APPAREILS PLATRÉS

Pour la confection commode des appareils plâtrés, nous avons réuni, dans une boîte, tout l'outillage nécessaire à leur préparation et à leur application.

Cette boîte contient :

2 kil. plâtre à mouler, en boîte métallique.

Une pièce de 20 mètres de tarlatane apprêtée.

6 bandes	en gaze souple	de 10 mètres	sur	0m20.
3 —	—	—	—	0m10.
6 —	toile neuve	—	—	0m10.

Une pièce de diachylon des hôpitaux.

Une paire de ciseaux tailleur.

Une cisaille à plâtre.

Sur demande, nous fournissons l'appareil suspenseur de Sayre pour les corsets plâtrés, et le pelvi-support pour les appareils de la hanche.

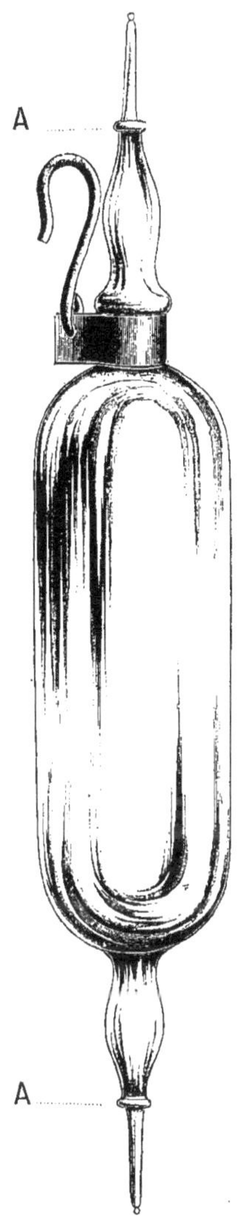

Fig. 69.
AMPOULES SCELLÉES.

SÉRUM ARTIFICIEL

Notre sérum est livré en ampoules de deux modèles différents : **Ampoules scellées, Ampoules à vis.**

I. — Ampoules Scellées.

Brevetées S. G. D. G.

Nos ampoules scellées sont de 50, 100, 200, 300 et 500 centimètres cubes (*fig. 69*).

Elles sont terminées à leurs extrémités par deux tubes scellés à la lampe.

Ces tubes s'ouvrent suivant notre procédé déjà décrit : ils se brisent facilement et sans trait de lime aux 2 points **A**. Le tube supérieur est muni d'une attache et d'une agrafe métalliques qui permettent de suspendre l'ampoule.

L'appareil est complété par un tube porte-coton et par un second tube terminé par une aiguille de Pravaz (cette aiguille est, suivant la demande, longue ou courte, en acier ou en platine iridié).

MODE D'EMPLOI

On brise l'extrémité inférieure et on y adapte le grand tube de caoutchouc sans sortir l'aiguille de sa gaine de verre.

On brise en second lieu l'extrémité supérieure et on y adapte le tube porte-coton.

Au moyen de l'agrafe, on suspend l'ampoule à une hauteur suffisante, soit à un clou, soit à une tenture.

On dégage l'aiguille, on laisse jaillir quelques gouttes de sérum pour chasser l'air contenu dans le tube, et, après avoir lavé la peau à l'alcool ou au sublimé, on fait la piqûre, sans toucher l'aiguille avec les doigts.

Injections chaudes. — Pour les injections qui doivent être données à 37°, nous délivrons des tubes munis d'un petit serpentin métallique. Il suffit de maintenir ce serpentin dans de l'eau à 45° environ que l'on renouvelle de temps en temps pour obtenir une injection à 37° (*fig. 70*).

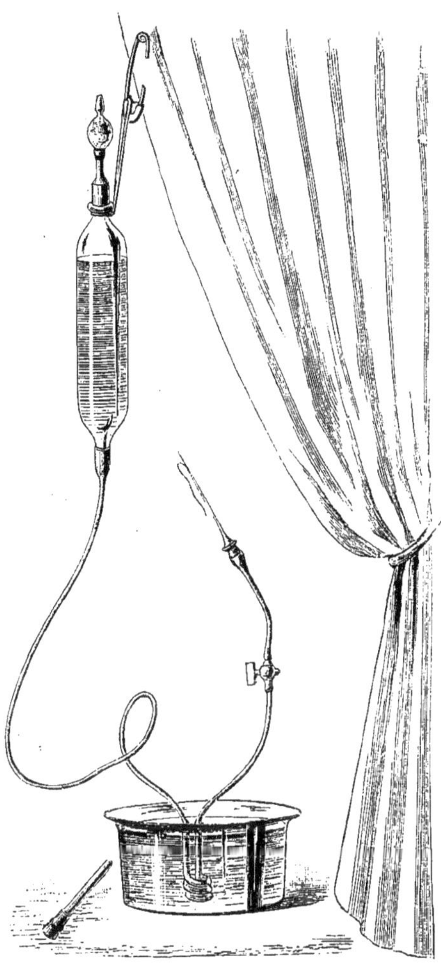

Fig. 70.

Injections rapides. — Si on veut injecter le sérum plus rapidement, on peut adapter une poire de caoutchouc au-dessus du tube porte-coton comme l'indique la figure 71.

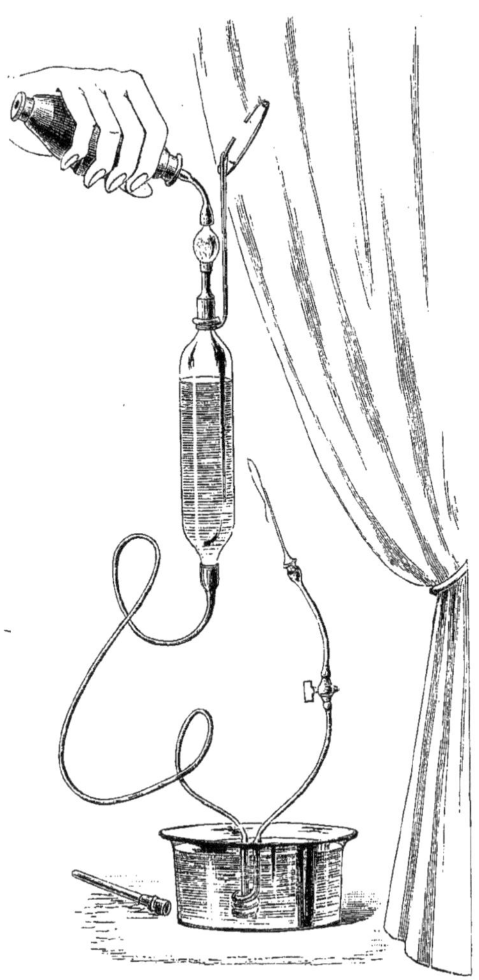

Fig. 71.

II. — Ampoules à vis [1]

(MODÈLE DÉPOSÉ)

Nos **Ampoules à vis** sont de 60, 125, 250 et 500 gr. (*fig. 72*).

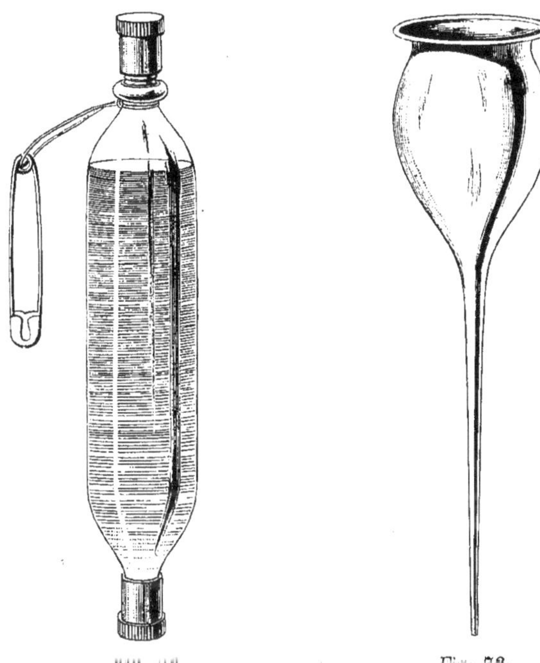

Fig. 72. *Fig. 73.*

Ces ampoules sont munies à chaque extrémité d'une ouverture, fermée par une capsule vissée, faisant pression sur une rondelle de caoutchouc. La partie supérieure

[1] Ces ampoules sont destinées aux hôpitaux et maisons de santé et peuvent servir indéfiniment.

porte un renflement auquel est adapté un fil terminé par une épingle de sûreté qui permet de suspendre l'ampoule.

L'appareil est complété par un tube porte-coton, et par un second tube muni d'une aiguille de Pravaz. (Cette aiguille est, suivant la demande, longue ou courte, en acier ou en platine iridié.)

MODE D'EMPLOI

On dévisse la capsule inférieure, en tenant l'ampoule le haut en bas, on adapte à cette ouverture le grand tube de caoutchouc, sans toucher à l'aiguille qu'on ne sortira de son tube de verre qu'au dernier moment.

On redresse l'ampoule, on dévisse la capsule supérieure et on adapte le tube porte-coton.

A l'aide de l'épingle de sûreté, on suspend l'ampoule à une hauteur suffisante (*fig. 70*).

On dégage l'aiguille, on laisse jaillir quelques gouttes de sérum pour chasser l'air du tube, et, sans toucher l'aiguille avec les doigts, on fait la piqûre au point choisi, préalablement lavé à l'alcool ou au sublimé.

Injections chaudes. — Pour les injections qui doivent être données à 37°, nous délivrons des tubes munis d'un petit serpentin métallique. Il suffit de maintenir ce serpentin dans de l'eau à 45° environ que l'on renouvelle de temps en temps pour obtenir une injection à 37° (*fig. 70*).

Injections rapides. — Si on veut injecter le sérum plus rapidement, on peut adapter une poire de caoutchouc au-dessus du tube porte-coton, comme l'indique la figure 71.

Procédé pour la stérilisation du sérum dans nos ampoules à vis.

Lorsqu'on veut utiliser à nouveau nos ampoules à vis, on introduit le sérum soigneusement filtré par l'ouverture supérieure, à l'aide d'un entonnoir à pointe effilée (*fig.* 73). On pose la capsule sur l'ouverture sans la visser complètement. On chauffe d'abord l'autoclave à feu doux, puis on élève graduellement la température jusqu'à 110 ou 120°. Au sortir de l'autoclave, on visse la capsule à fond.

CHIRURGIE SPÉCIALE

CHIRURGIE DE CAMPAGNE

C'est surtout au village, à l'usine, en montagne, dans les châteaux, que nos boîtes trouvent leurs plus utiles applications. Sous un petit volume, elles mettent à la disposition du praticien, pour les cas d'urgence, des pansements stériles, dont la conservation est indéfinie.

A titre d'exemple, nous avons constitué des boîtes de pansements ainsi composées :

PANSEMENT COMPOSÉ POUR PETITES OPÉRATIONS

(AUTOCLAVÉ A 150°)

(STÉRILISATION, DESSICCATION, BOUCHAGE EFFECTUÉS EN UNE SEULE OPÉRATION DANS L'AUTOCLAVE FERMÉ.)

1 compresse de toile pour anesthésie.

6 champs opératoires en gaze.

12 compresses de gaze non cousues (moyennes).

40 tampons noix en gaze (pour éponger).

GRAND PANSEMENT

(AUTOCLAVÉ A 150°)

POUR ENVELOPPEMENT DU TRONC ET DU BASSIN

50^{gr}	Coton hydrophile	$0^m40 \times 0^m50$.
100^{gr}	Coton ordinaire	$0^m45 \times 1^m$.
2	Bandes gaze hydrophile	$0^m30 \times 0^m45$.
2	Bandes tarlatane	$0^m05 \times 10^m$.

MOYEN PANSEMENT

AUTOCLAVÉ A 150°

POUR ENVELOPPEMENT DES MEMBRES INFÉRIEURS

25^{gr}	Coton hydrophile	$0^m20 \times 0^m35$.
75^{gr}	Coton ordinaire	$0^m35 \times 1^m$.
2	Bandes gaze hydrophile	$0^m25 \times 0^m35$.
2	Bandes tarlatane	$0^m05 \times 5^m$.

PETIT PANSEMENT

AUTOCLAVÉ A 150°

POUR ENVELOPPEMENT DES MEMBRES SUPÉRIEURS

25^{gr}	Coton hydrophile	$0^m25 \times 0^m30$.
50^{gr}	Coton ordinaire	$0^m25 \times 0^m50$.
2	Bandes gaze hydrophile	$0^m15 \times 0^m25$.
2	Bandes tarlatane	$0^m04 \times 2^m$.

Ces trois derniers groupements sont ceux indiqués par M. le Dr Nimier, professeur au Val-de-Grâce. Composés pour les pansements de guerre, ils conviendraient, croyons-nous, à tous les postes de secours.

GYNÉCOLOGIE ET OBSTÉTRIQUE

LAMINAIRES SOUPLES

Les laminaires ont longtemps été insuffisamment stérilisées. On se contentait autrefois de les conserver dans l'éther iodoformé. Ce que nous avons dit sur l'insuffisance des antiseptiques comme moyen de stérilisation s'applique aux laminaires aussi bien qu'aux autres objets de pansement.

Nous avons, les premiers, dans un de nos brevets (mars 1895), indiqué la possibilité de stériliser les laminaires par la chaleur à l'aide de la vapeur d'alcool sous pression. Outre leur asepsie parfaite, nos laminaires présentent encore d'autres avantages.

On sait combien sont rigides les laminaires ordinaires, et combien elles sont difficiles à introduire dans les cas de déviations utérines. Nos laminaires, au contraire, grâce à un procédé spécial, sont **excessivement souples**, ce qui rend leur introduction on ne peut plus facile.

Rien n'est plus incommode que ces flacons qui contiennent 5 ou 6 laminaires de différentes grosseurs immergées dans de l'éther iodoformé. La couleur souvent très brune du liquide laisse à peine distinguer le calibre des tiges : le chirurgien est obligé de les sortir une à une pour choisir celle qu'il convient d'employer. Nos tubes, au contraire, sont extrêmement pratiques : ils contiennent chacun une seule laminaire dont le diamètre est indiqué extérieurement par un numéro de la filière Charrière. Ces tubes sont scellés à la lampe avant la stérilisation : ils sont de notre modèle spécial s'ouvrant par arrachement sans trait de lime (*fig. 74*).

L'extrémité supérieure de ces tubes contient une

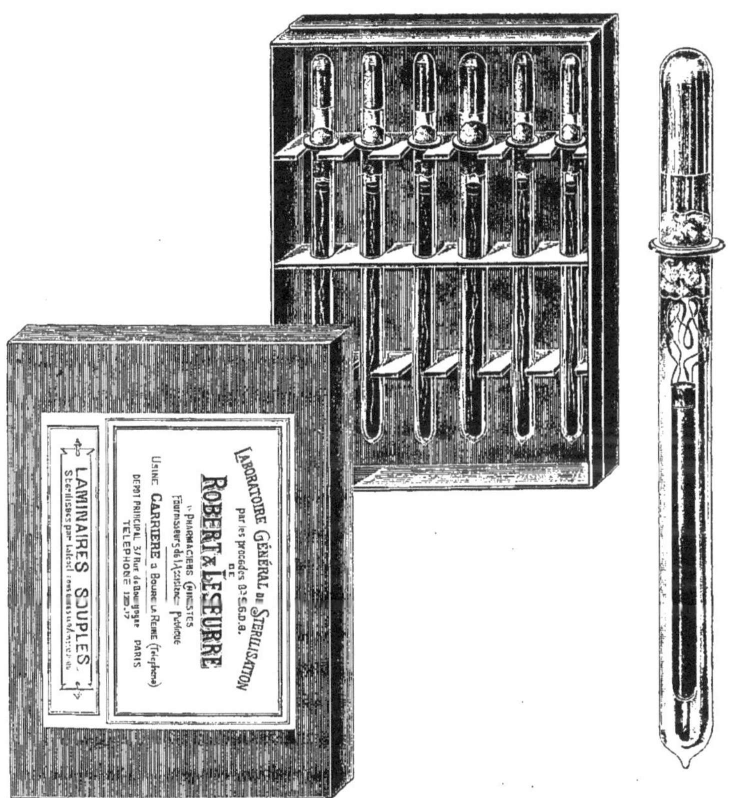

Fig. 74.

petite quantité de vaseline stérilisée qui sert à graisser la tige au moment de son emploi (*fig.* 75).

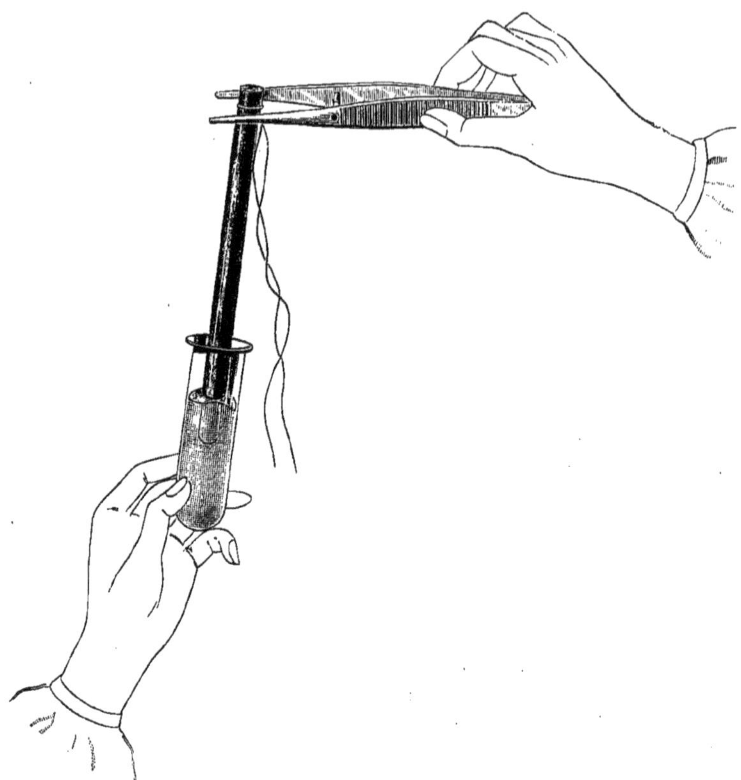

Fig. 75.

Nos laminaires ne laissent donc rien à désirer : stérilisation parfaite, conservation rigoureusement aseptique, souplesse remarquable, numérotage bien apparent, ouverture facile des tubes et graissage aseptique.

Nous avons deux modèles de laminaires souples :

elles sont pleines ou creuses et mesurent 65 millim., 9, 12, 15 ou 20 centimètres de longueur. A défaut d'indications spéciales, nous délivrons toujours des laminaires pleines de 65 millimètres.

CRAYONS-DRAINS INTRA-UTÉRINS

(Modèle déposé)

La préparation des crayons indiquée par le Codex est tout à fait défectueuse : on mélange **à froid** dans un mortier le produit médicamenteux avec de la gomme, de la glycérine et de l'eau, de façon à obtenir une masse de consistance pilulaire; on roule ensuite cette masse **à la main**, de façon à obtenir des cylindres de la longueur et du diamètre voulus. Il est inutile d'insister sur le peu d'asepsie de ces crayons, d'ailleurs à peu près infusibles : les accidents souvent graves qu'ils ont occasionnés sont innombrables.

Quelques fabricants préparent leurs crayons d'après le procédé du Codex et les recouvrent ensuite d'une couche de gélatine; ces crayons sont appelés à tort « crayons à la glycérine solidifiée »; ils ont un aspect plus brillant que les précédents, mais ils sont encore moins propres, car ils ont subi une manipulation de plus

D'autres crayons à base de glycérine solidifiée ne doivent leur consistance suffisamment rigide qu'à la présence d'une énorme proportion de gélatine qui les rend très peu fusibles.

On prépare également des crayons au beurre de cacao, mais ces crayons sont très fragiles et limitent l'action du principe médicamenteux qu'ils contiennent.

Il n'est donc pas surprenant que la plupart des médecins, n'ayant à leur disposition que des crayons aussi médiocrement aseptiques que ceux préparés d'après le Codex, ou aussi mal appropriés à leur but que ceux préparés avec du beurre de cacao ou une masse fortement gélatinée, aient abandonné cette forme de pansement d'ailleurs si pratique.

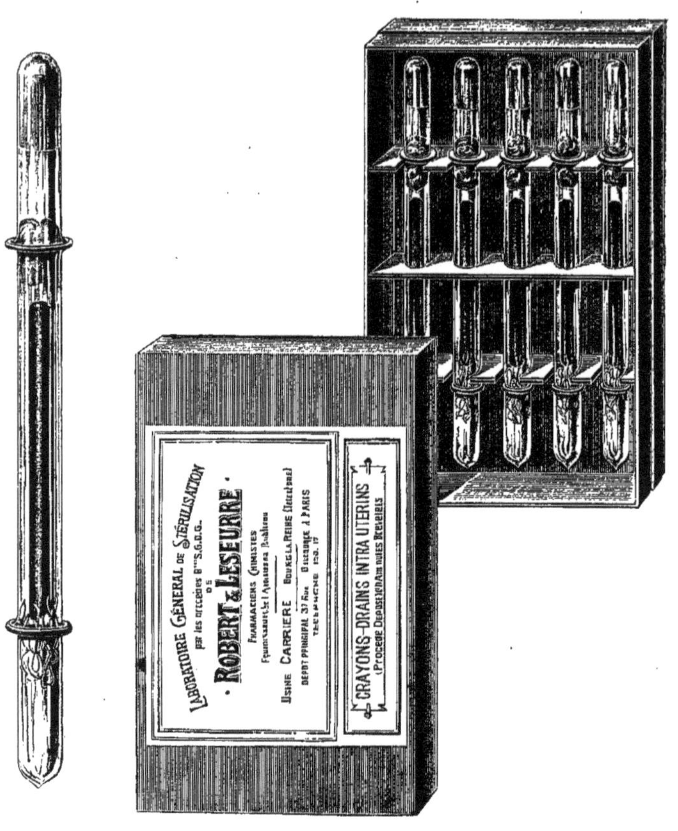

Fig. 70.

Nos crayons-drains (*fig.* 76) n'ont aucun de ces inconvénients. Ils offrent les avantages suivants :

1° Leur masse est parfaitement stérilisée par la chaleur;

2° Ils ne peuvent se briser comme ceux qui sont préparés suivant le Codex ou avec du beurre de cacao;

3° Ils sont parfaitement souples, ce qui rend leur introduction très facile, quelle que soit la forme de l'utérus;

4° Ils sont préparés avec une masse presque entièrement composée de glycérine : ils jouissent donc d'un pouvoir exosmotique et décongestionnant considérable;

5° Ils renferment au centre un tube de caoutchouc qui, après fusion, fait drainage de l'utérus (ce drain est retiré à l'aide de la ficelle);

6° Chaque crayon est enfermé dans un tube scellé stérilisé de notre modèle spécial (breveté) s'ouvrant par arrachement sans trait de lime;

7° L'extrémité supérieure du tube contient une petite quantité de vaseline stérilisée qui sert à graisser le crayon avant son emploi.

ASEPTOVULES OU OVULES ASEPTIQUES

(Déposé)

Les ovules vaginaux vendus jusqu'à ce jour sont loin de présenter l'asepsie qu'on doit exiger de tout objet de pansement.

Ils sont constitués par une masse non aseptique coulée dans des moules non stérilisés; après refroidissement, ces ovules sont retirés des moules avec les mains, puis placés dans des boîtes plus ou moins propres et mal fermées.

Beaucoup de médecins ont cessé d'employer ces pansements dont le mode de préparation et de conservation offre tant de dangers de contamination.

Il y avait là évidemment un progrès important à réaliser. Nous nous sommes appliqués à préparer ces ovules avec une asepsie aussi rigoureuse que possible.

La masse est coulée dans des moules d'étain très minces. Ces moules sont placés ensuite dans des flacons de verre recouverts d'une capsule d'étain, et le tout est ensuite stérilisé par la chaleur (*fig.* 77).

Ce procédé, qui assure l'asepsie parfaite du produit, est employé pour tous les aseptovules dont les principes actifs sont solubles dans la glycérine : ichthyol, tannin, acide borique, résorcine, antipyrine, etc.

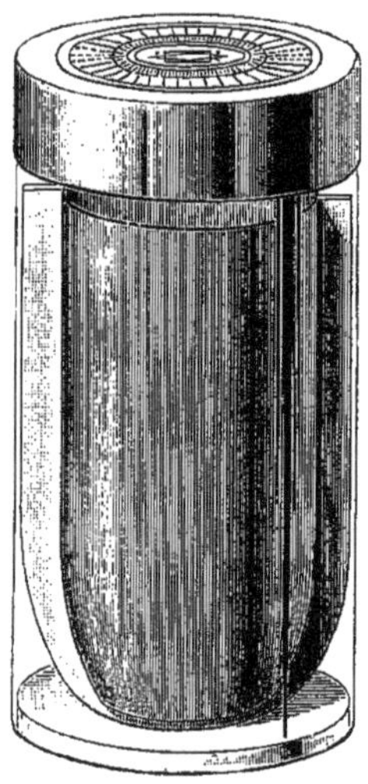

Fig. 77.

Mode d'emploi. — Pour se servir de ces ovules, on coupe avec des ciseaux la crête saillante qui fait le tour du moule (*fig. 78*) : le moule d'étain se trouve ainsi séparé

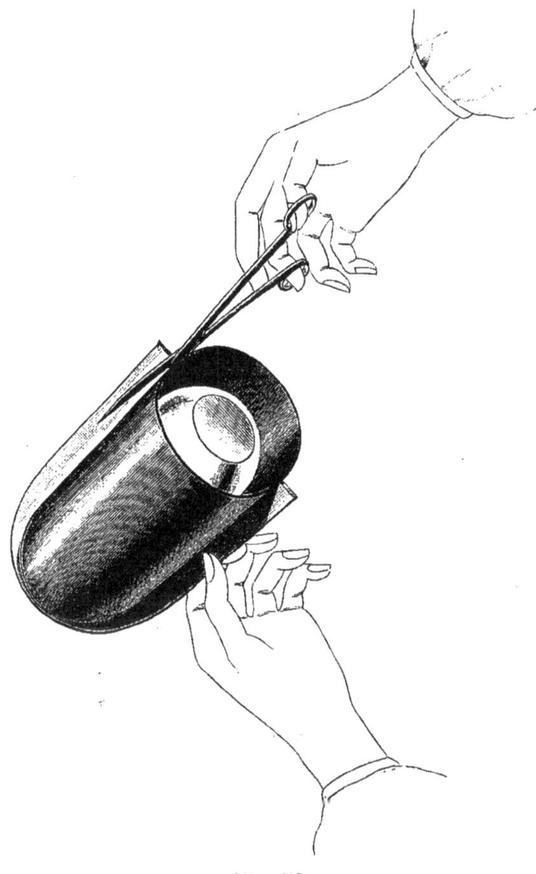

Fig. 78.

en deux parties qui recouvrent l'aseptovule comme deux coquilles. Si l'on enlevait brusquement ces deux coquilles, on risquerait de fendre l'ovule en deux morceaux. Il faut écarter, **avec précaution** et sans brusquerie, les deux enveloppes d'étain l'une après l'autre, comme si l'on voulait enlever la pelure d'un fruit.

PANSEMENTS GYNÉCOLOGIQUES GLYCÉRINÉS

Ces pansements de forme olivaire sont constitués par des tampons d'ouate hydrophile recouverte de gaze. Ils sont munis d'une ficelle (*fig. 79*).

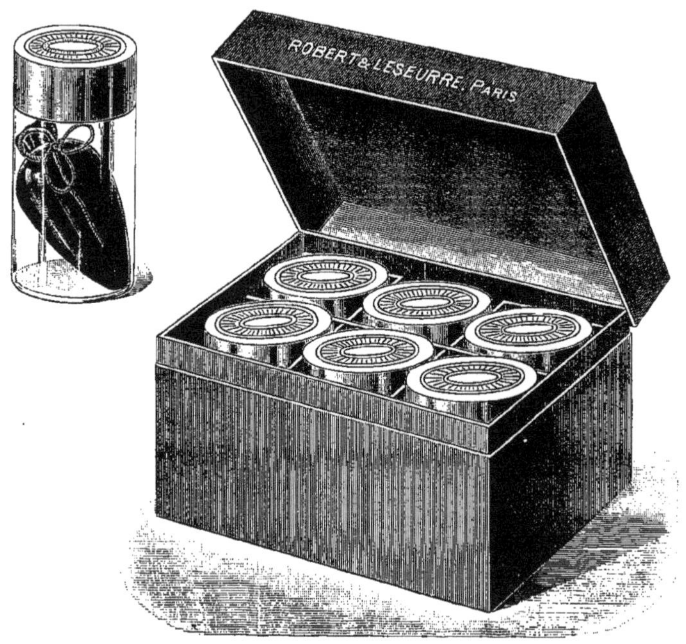

Fig. 79.

Ils sont imprégnés de **glycérine** non solidifiée et se préparent à tous les médicaments : ichthyol, salol et antipyrine, orthoforme, diiodoforme, iodoforme, acide borique, etc.

Ils sont stérilisés dans les flacons mêmes où ils sont conservés et présentent, par conséquent, toute garantie au point de vue de l'asepsie.

Chaque flacon contient un seul pansement.

Ces pansements sont vendus par boîtes de 6 flacons.

MÈCHES DE GAZE DÉROULABLES INTRA-UTÉRINES

Ces mèches de gaze sont renfermées dans des flacons spéciaux (*fig. 80*) qui permettent de ne faire sortir que la quantité de gaze utilisée immédiatement, évitant, autant que possible, la contamination des portions non employées.

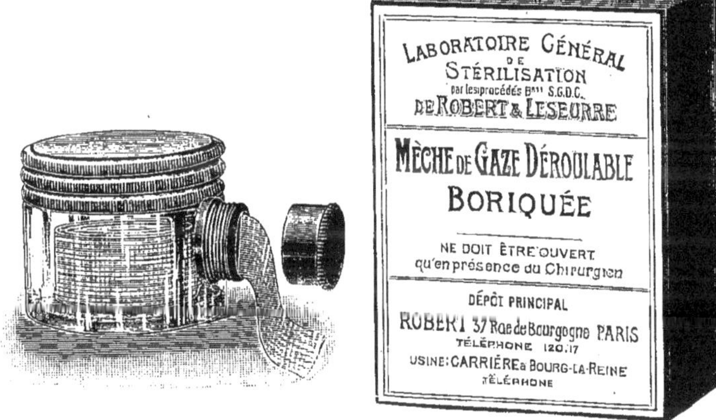

Fig. 80.

Ces mèches de gaze sont d'une seule épaisseur à deux lisières, ou doublées et cousues. Les premières ont

2 centimètres de largeur, les secondes se font de 1 ou de 2 centimètres. Leur mode de présentation les empêche de s'effilocher et de laisser dans l'utérus des débris d'étoffe.

Ces mèches sont sèches ou glycérinées. Ces dernières sont les plus employées : les plus usitées sont les mèches à la glycérine gaïacolée, à la glycérine ichthyolée, au salol et antipyrine glycérinés, etc.

Les mèches sèches les plus employées sont celles à l'iodoforme, au diiodoforme, à l'acide borique, au salol, à l'aristol, à l'iodol, à la ferripyrine, à l'antipyrine, etc.

GAZES DÉROULABLES POUR PANSEMENTS VAGINAUX

Ces gazes sont renfermées dans des flacons spéciaux (*fig. 81*) qui permettent de ne faire sortir que la quantité de gaze utilisée immédiatement, évitant, autant que faire se peut, la contamination des portions non employées.

Ces flacons sont très pratiques pour le tamponnement vaginal.

La gaze s'y trouve en bande de 15 centimètres de largeur pliée en deux, ce qui lui donne une largeur réelle de 75 millimètres qui répond à tous les besoins.

Les gazes déroulables les plus employées sont celles à l'iodoforme, au salol, à l'acide borique, etc., etc.

Ces gazes sont vendues par gros rouleaux de 5 mètres environ ou par petits rouleaux de 2m50 environ.

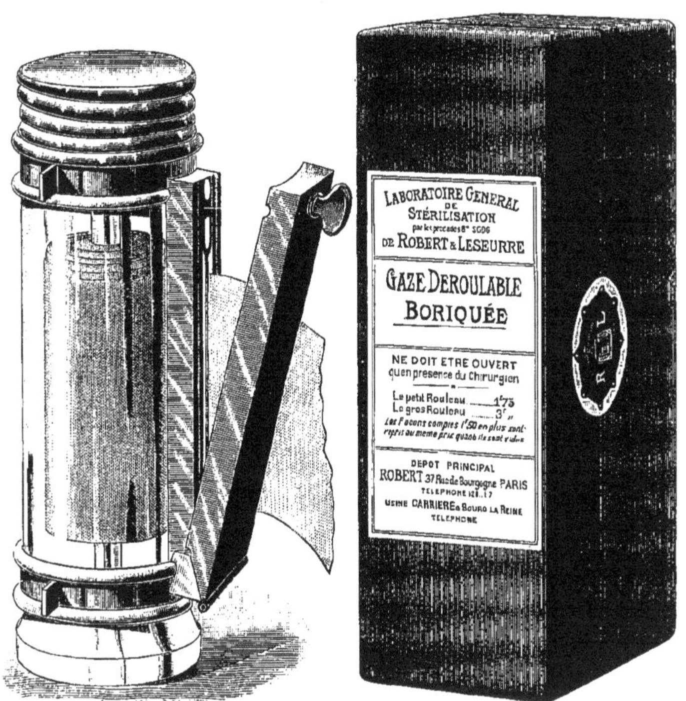

Fig. 81.

ÉPONGES COMPRIMÉES

Ces éponges sont stérilisées à 120° par l'acétone sous pression, procédé dont nous sommes inventeurs.

Tout le monde jusqu'ici s'est contenté de les stériliser à froid par les antiseptiques. Nous avons montré les inconvénients et l'insuffisance d'une pareille méthode : dans un tissu aussi serré que l'éponge comprimée, il n'y a que les vapeurs sous pression qui puissent donner de bons résultats.

Nos éponges comprimées sont stérilisées et conservées dans nos tubes spéciaux s'ouvrant par arrachement sans trait de lime.

Elles sont droites (*fig. 82*) ou courbes (*fig. 83*). Elles ont de 4 à 16 centimètres de longueur.

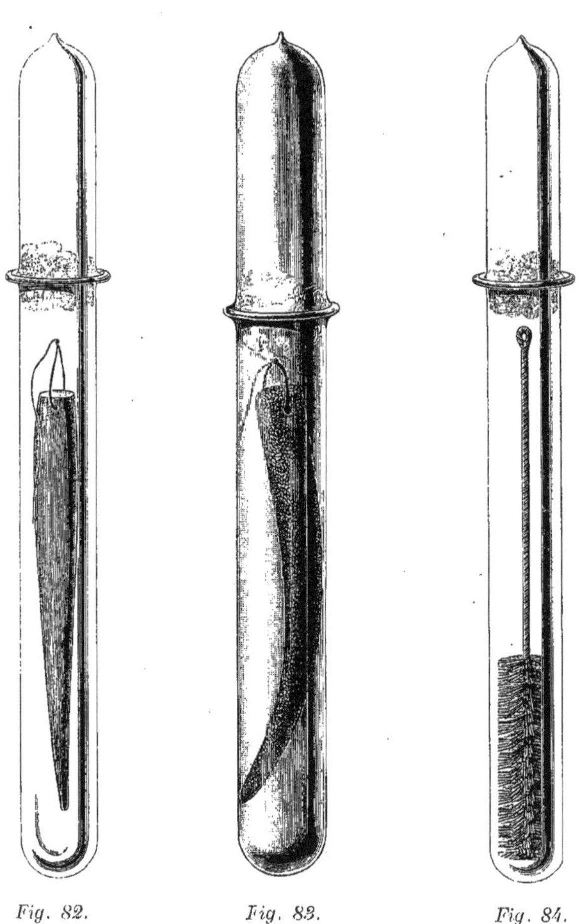

Fig. 82. *Fig. 83.* *Fig. 84.*

ÉCOUVILLONS STÉRILISÉS

Nos écouvillons sont stérilisés en tubes scellés (*fig. 84*) ou en flacons vissés.

Nous en avons de 4 grosseurs différentes :

N° 1	(diamètre	12	millimètres).
N° 2	—	16	—
N° 3	—	20	—
N° 4	—	24	—

TAMPONS GYNÉCOLOGIQUES SECS
EN OUATE COUVERTE DE GAZE

Ces tampons à la ficelle sont autoclavés à 150° par notre procédé spécial.

Ces tampons se préparent également aux antiseptiques.

TAMPONS GYNÉCOLOGIQUES EN OUATE

Ces tampons, de la forme ci-dessous (*fig. 85*), sont autoclavés à 150°.

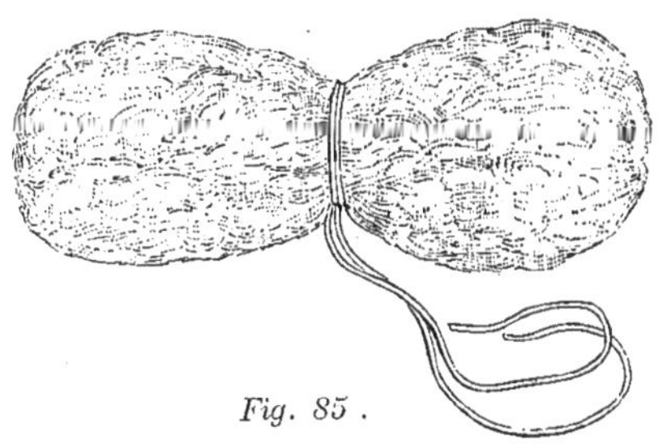

Fig. 85.

Ils sont en boîtes de 30, 60 et 120.

TAMPONS EN CHAINETTE

Ces tampons en chaînette ou queue de cerf-volant sont composés de 12 tampons d'ouate entourée de gaze réunis par une ficelle (*fig. 86*) : ils sont autoclavés à 150° dans nos boîtes spéciales.

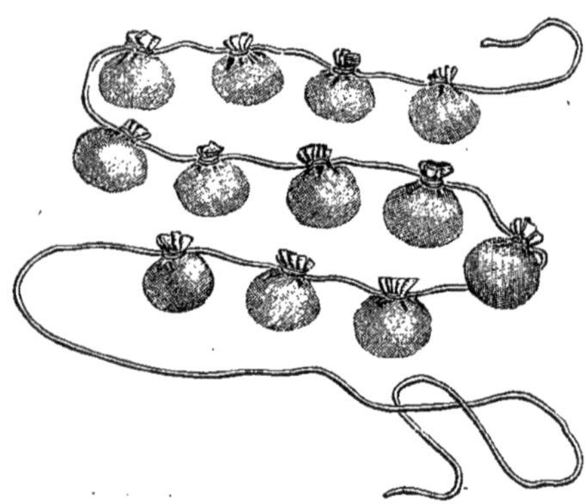

Fig. 86.

Nous préparons également des chaînettes aux antiseptiques.

GARNITURES DE GAZE POUR ACCOUCHEMENTS

Ces garnitures de gaze sont autoclavées à 150° dans nos boîtes spéciales (stérilisation, dessiccation, bouchage effectués en une seule opération dans l'autoclave fermé).

Ces garnitures se vendent par boîtes de 6, 12 et 24.

GARNITURES D'OUATE POUR ACCOUCHEMENTS

AUTOCLAVÉES A 150°

Nous avons déjà parlé de ces garnitures, page 133.

Elles sont aussi appelées carrés d'ouate ou compresses d'ouate.

Nous en préparons de trois grandeurs différentes :

Petits carrés 0m 10 × 0m 10

Moyens carrés 0m 25 × 0m 25

Grands carrés 0m 25 × 0m 50

que nous vendons par boîtes de 50, 100 et 200 gr.

BOITES D'ACCOUCHEMENT

Nous avons préparé des boîtes contenant tous les médicaments et pansements nécessaires pour un accouchement.

Nous donnons ci-dessous la nomenclature des produits contenus dans l'une de ces boîtes. La composition peut naturellement en être modifiée suivant le désir de l'accoucheur.

Nous reprenons tous les objets qui n'ont pas servi, et dont le cachet est intact.

COMPOSITION D'UNE DE NOS BOITES D'ACCOUCHEMENT

2 ampoules de chloroforme.
1 compresse à chloroforme.
Laudanum.
Ether.
Seringue hypodermique stérilisée.
Ampoules de caféine.
Ampoules de morphine.
Ampoules d'ergotine.
1 blouse stérilisée.
1 brosse à ongles et un cure-ongles stérilisés.
1 savon antiseptique.
1 tube vaseline stérilisée.
1 tube vaseline au salol.

2 plateaux.
1 bock stérilisé.
2 canules et tube injecteur stérilisés.
1 ballon de Champetier de Ribes.
1 bassin.
250 gr. alcool.
20 tubes de sublimé de 1 gr.
1 flacon lysol.
2 flacons d'épingles de sûreté.
2 jambières de flanelle.
1 bandage de corps.
Toile imperméable 1m50 sur 1m80.
1 boîte petits carrés coton stérilisé.
1 boîte moyens carrés coton stérilisé.
1 boîte garnitures de gaze stérilisées.
1 boîte rondelles de gaze stérilisées.
500 gr. coton hydrophile.
2 gazes au salol déroulables.
2 lacs stérilisés.
1 soie no 4.
1 catgut no 2.
1 tube de 6 crins.
2 bandes de crépon de 10 centimètres.
1 ampoule de 250 gr. de sérum avec tube et aiguille pour l'injection.
Sérum gélatiné de Carnot (pour pansements).
1 sonde stérilisée.
Solution stérilisée d'acide citrique pour les yeux.

OPHTALMOLOGIE

COLLYRES ASEPTIQUES

EN TUBES COMPTE-GOUTTES SCELLÉS

(BREVETÉ S. G. D. G.)

Nos collyres aseptiques sont renfermés dans des tubes scellés du modèle ci-contre s'ouvrant par arrachement sans trait de lime. Les tubes sont fermés à la lampe avant la stérilisation : ces collyres conservent donc indéfiniment leur asepsie.

Le mode de stérilisation varie avec la nature du principe actif. Les collyres contenant des produits bien stables sont stérilisés à l'autoclave; ceux dont les principes sont altérables par une température trop élevée sont stérilisés par la chaleur discontinue à 80° pendant 5 jours (1 heure par jour).

Mode d'emploi. — On prend dans la main gauche le milieu de l'ampoule (*fig. 87*) en ayant soin de la tenir bien verticale pour éviter les projections du liquide. On saisit le haut avec la main droite, en ayant soin de placer les doigts à quelques millimètres au-dessus du bourrelet. On tire sur la partie supérieure comme pour déboucher un flacon ordinaire (si l'on sent une trop forte résistance, on fléchit légèrement, de façon à faire en même temps les mouvements de briser et d'arracher) : la cassure en sera nette, sans éclat et sans danger de coupure (elle sera d'autant plus nette qu'elle aura été faite plutôt par traction que par flexion). On adapte le grand capuchon stérilisé (*fig. 88*). On brise le tube capillaire

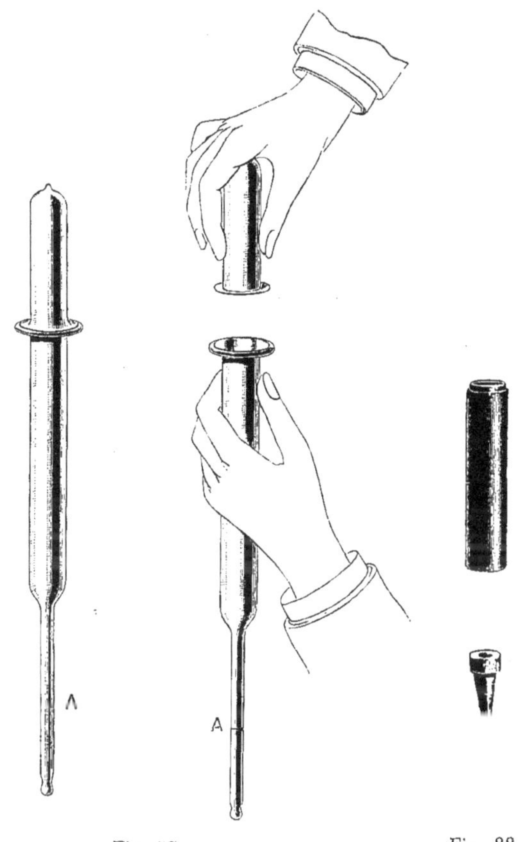

Fig. 87. *Fig. 88.*

inférieur au point A, marqué d'un trait de lime. On se sert ensuite de l'appareil comme d'un compte-gouttes ordinaire. L'extrémité inférieure peut être rebouchée avec le petit capuchon (*fig. 89*).

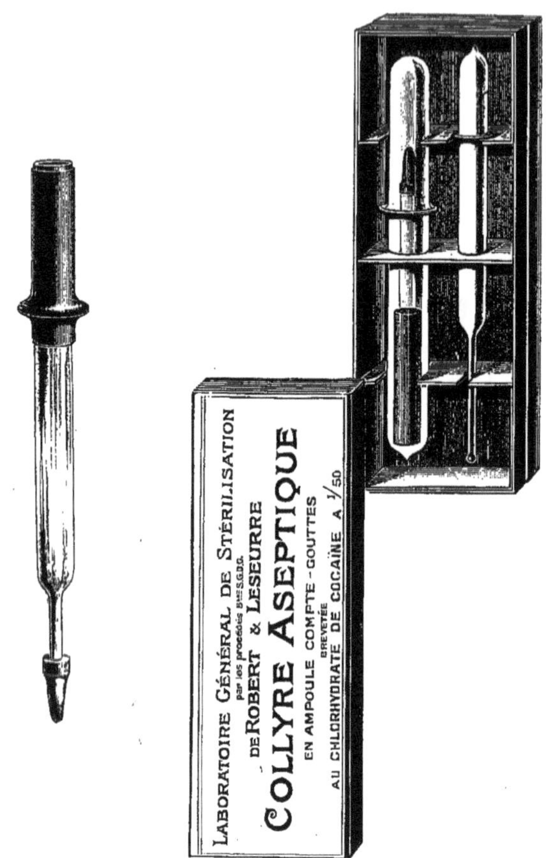

Fig. 89. *Fig. 90.*

Ces collyres se vendent par boîtes de 1 tube de 5 centimètres cubes (*fig. 90*) ou de 5 tubes de 1 centimètre cube (*fig. 91*).

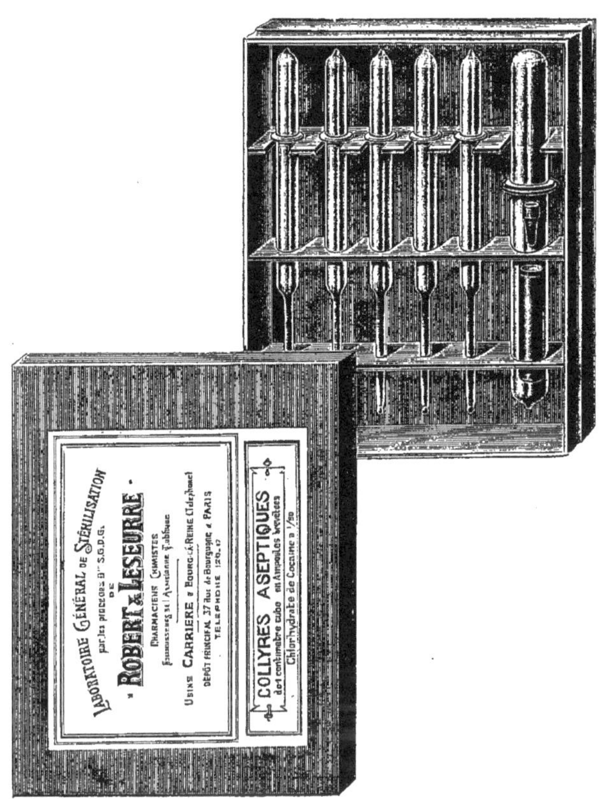

Fig. 91.

COLLYRES HUILEUX

Nous préparons avec les plus grands soins ces collyres huileux introduits dans la thérapeutique oculaire par le professeur Panas.

Ces collyres sont préparés avec de l'huile soigneusement lavée à l'alcool, de façon à la priver des moindres traces d'acides gras libres.

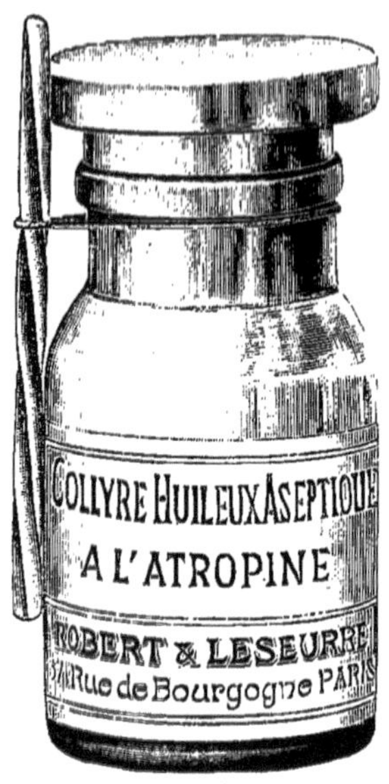

Fig. 92.

Nous les vendons en flacons soigneusement bouchés (*fig. 92*), ou mieux, en tubes compte-gouttes semblables à ceux décrits plus haut, s'ouvrant par arrachement sans trait de lime.

Les flacons à l'émeri sont accompagnés de petites tiges de verre cannelées placées à l'extérieur : ces tiges servent à introduire le collyre dans l'œil : elles doivent être flambées avant leur emploi; après s'en être servi, on les essuie avec soin, et on les flambe de nouveau chaque fois que l'on veut s'en servir.

POMMADES OCULAIRES STÉRILISÉES
EN TUBES D'ÉTAIN

Nos pommades stérilisées sont renfermées dans des tubes d'étain à pression : de cette façon on ne fait sortir que la quantité utilisée immédiatement, sans risquer de contaminer ce qui reste dans le tube (*fig. 93*).

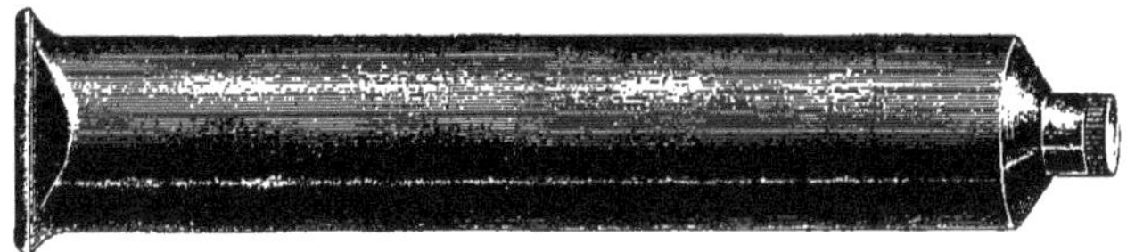

Fig. 93.

Ce mode de présentation offre une garantie que ne peut donner la conservation dans les pots ordinaires; ceux-ci sont rapidement souillés par les poussières de l'atmosphère et par le contact d'une spatule ou du doigt du malade : d'ailleurs, le mode de bouchage de ces pots est presque toujours défectueux, et la pommade, eût-elle été préparée aseptiquement (ce qui est assez rare), a toute chance d'être souillée à cause de la mauvaise fermeture du récipient.

Dans nos tubes d'étain, la fermeture est absolument hermétique et assure la conservation parfaite du produit.

Les pommades les plus employées sont celles à l'acide borique, à l'iodoforme, à l'oxyde de mercure, à l'atropine, à l'aristol, à la cocaïne, etc.

Elles sont préparées avec de la vaseline extra de la marque la plus estimée.

PANSEMENTS OCULAIRES STÉRILISÉS

Nos pansements oculaires sont stérilisés dans notre autoclave spécial par la vapeur d'eau saturée à 150° : les boîtes sont placées horizontalement et largement ouvertes, et, par un système spécial expliqué plus haut (pages 51 et suivantes), elles sont bouchées dans l'autoclave fermé.

Les trois opérations « Stérilisation, Dessication et Bouchage » sont effectuées en une seule opération dans l'appareil même à l'abri de toute contamination.

Ces pansements sont composés de la façon suivante :

1° Rondelles d'ouate hydrophile.

2° Rondelles de gaze hydrophile.

3° Bande anglaise $5^{cm} \times 5^{m}$.

4° Une épingle de sûreté.

La bande pouvant servir plusieurs fois, nous préparons également des pansements ne contenant que des rondelles de gaze et des rondelles d'ouate. Nous ne délivrons ces derniers pansements que lorsqu'on spécifie bien : « Pansements oculaires sans bandes. »

TAMPONS OCULAIRES EN OUATE HYDROPHILE
AUTOCLAVÉS A 150°

Ces tampons (*fig. 94*) sont stérilisés dans nos boîtes

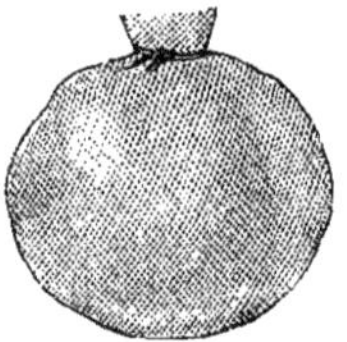

Fig. 94.

spéciales de la même façon que nos pansements oculaires.

Ils sont vendus par boîtes de 12 ou de 24.

RONDELLES DE LINT

AUTOCLAVÉES A 150°

Ces rondelles sont stérilisées dans nos boîtes spéciales par le même procédé.

Chaque boîte contient 12 rondelles.

Elles sont boriquées ou simplement aseptiques.

COMPRESSES OCULAIRES

AUTOCLAVÉES A 150°

Ces compresses (*fig. 95*) sont composées d'une

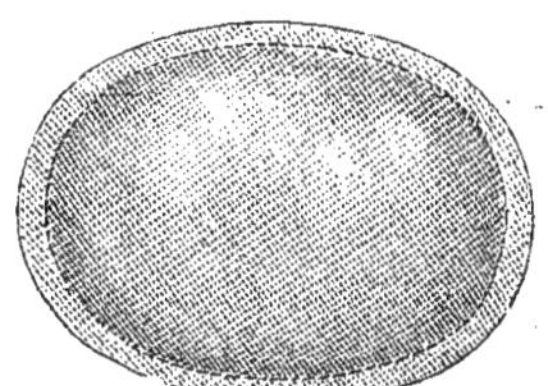

Fig. 95.

couche de coton hydrophile placée entre une rondelle de gaze et une autre de toile.

La stérilisation a lieu par notre procédé habituel.

Elles sont vendues par boîtes de 12.

CATGUTS ASSOUPLIS

STÉRILISÉS PAR L'ALCOOL ABSOLU A 120° (TUBES SCELLÉS)

Nous en avons déjà parlé plus haut (page 97 et suivantes). Les tubes s'ouvrent par traction, sans trait de lime. Les numéros usités sont les plus fins : 000, 00, 0.

SOIES NOIRES

AUTOCLAVÉES (TUBES SCELLÉS)

Elles sont stérilisées dans nos tubes s'ouvrant par arrachement. Les numéros très fins sont les plus usités (000, 00, 0).

BANDEAUX OCULAIRES

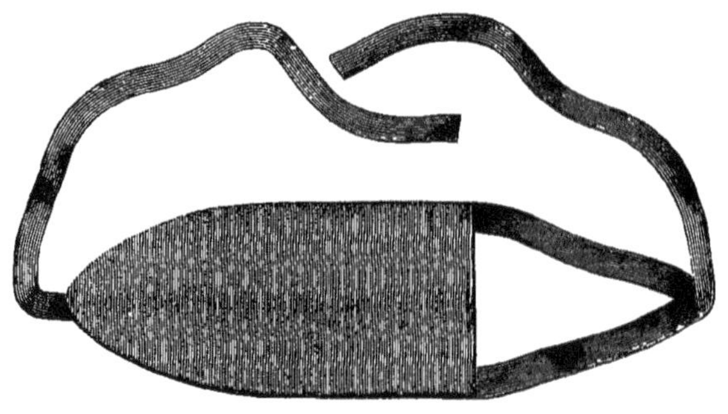

Fig. 96.

Nous les faisons (*fig. 96*) :

En toile.

En toile caoutchoutée.

En toile et satinette noire.

GAZES DÉROULABLES ASEPTIQUES ET ANTISEPTIQUES

Elles sont renfermées dans des flacons spéciaux permettant de ne faire sortir que la quantité de gaze utilisable immédiatement. Nous en avons déjà parlé page 160, donnant les dimensions de ces bandes.

COTON HYDROPHILE

AUTOCLAVÉ A 150°

Les petits carrés sont les plus employés *(v. page 133)*.

CHLOROFORME DU CHLORAL

EN AMPOULES SCELLÉES DE 30 ET 50GR

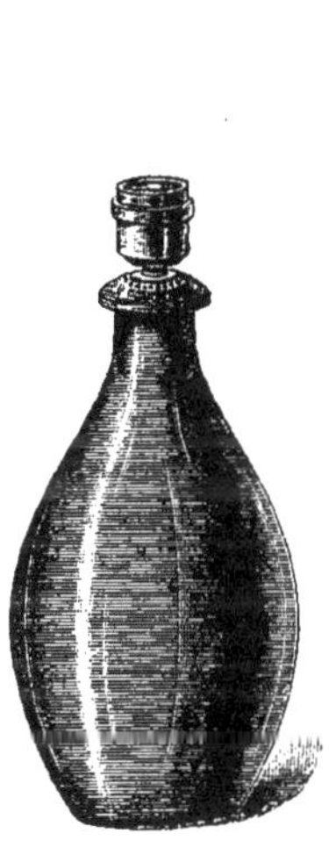

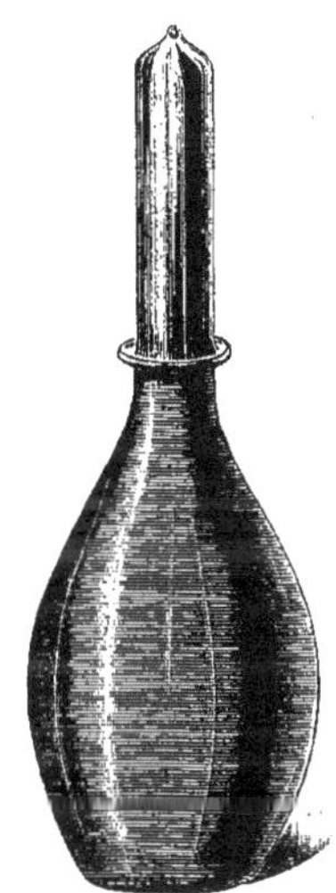

Fig. 97.

Nous en avons déjà parlé page 80. Il est renfermé dans des ampoules colorées s'ouvrant par arrachement, sans trait de lime. La netteté de la cassure permet d'y adapter le bouchon stilligouttes (*fig. 97*).

LARYNGOLOGIE

BROMURE D'ÉTHYLE

Nous préparons deux sortes de bromure d'éthyle :

1° **Bromure d'éthyle pur** non mitigé.

2° **Brométhyl mitigé** (contenant 10 % d'éther sulfurique) : cette addition d'éther a pour but d'empêcher **la contracture des mâchoires.**

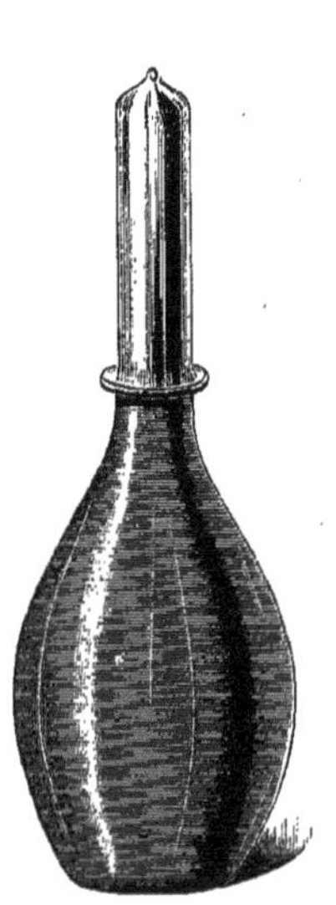

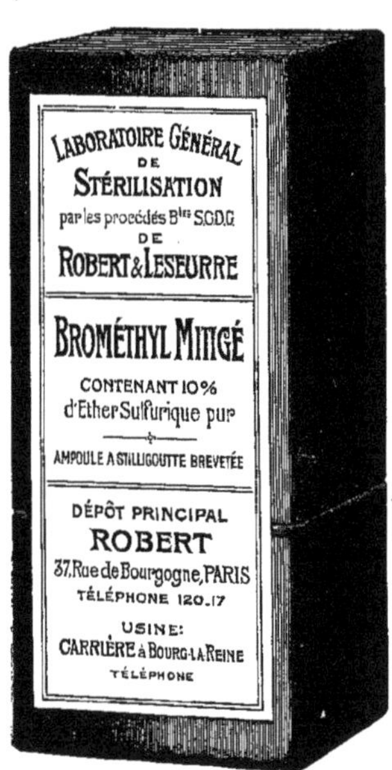

Fig. 98.

Notre bromure d'éthyle est chimiquement pur, son odeur est suave et ne ressemble en rien à l'**odeur alliacée** du produit que l'on trouve dans le commerce. Les auteurs s'accordent à attribuer cette odeur d'ail à des impuretés très dangereuses (Terrier et **Péraire**).

Nous préparons des ampoules scellées de 15 et de 30 grammes (*fig. 98*).

Ces ampoules, du même modèle que nos ampoules de chloroforme, s'ouvrent par arrachement sans trait de lime, et permettent d'y adapter un bouchon stilligouttes : en vissant soigneusement ce bouchon, on peut conserver quelques jours le bromure qui reste dans l'ampoule.

Presque tous nos clients emploient de préférence notre brométhyl mitigé, bien que leurs ordonnances portent quelquefois « bromure d'éthyle pur », c'est pourquoi nous délivrons toujours le premier produit, à moins qu'on ne spécifie bien : « Bromure d'éthyle **non** mitigé. »

MÈCHES DE GAZE DÉROULABLES

Ces mèches de gaze sont renfermées dans des flacons spéciaux (*fig. 99*) qui permettent de ne faire sortir

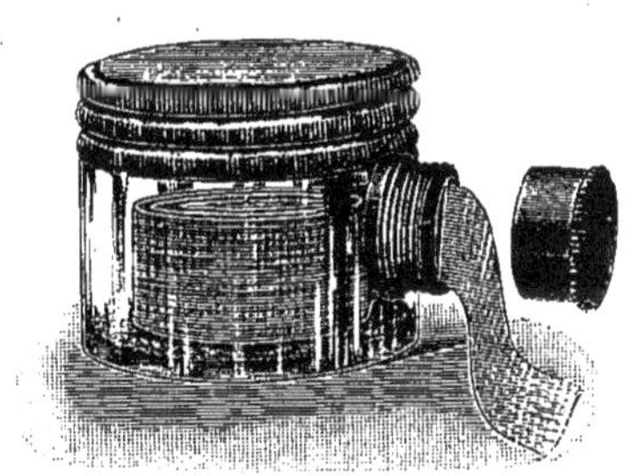

Fig. 99.

que la quantité de gaze utilisée immédiatement, évitant, autant que faire se peut, la contamination des portions non employées.

Ces mèches de gaze sont d'une seule épaisseur à deux lisières, ou doublées et cousues. Les premières ont 2 centimètres de largeur, les secondes se font de 1 ou de 2 centimètres. Leur mode de présentation les empêche de s'effilocher et de laisser dans les organes ou dans les plaies des débris d'étoffe.

Ces mèches se font à tous les antiseptiques : iodoforme, salol, acide borique, chinoléine naphtolée, diiodoforme, aristol, iodol, etc.

On emploie beaucoup également les mèches hémostatiques : à l'antipyrine, à la ferripyrine, etc.

TENTES DE GAZE

AUTOCLAVÉES A 150° POUR SINUSITES

Les **tentes de gaze** sont constituées par des bandes de gaze à 2 lisières de 0m20 sur 0m02. Elles servent de tampons dans les opérations de **sinusites**.

Les boîtes sont de 80 tentes. (Stérilisation, dessiccation, bouchage effectués dans l'autoclave fermé, en une seule opération.)

PETITES COMPRESSES NON COUSUES

POUR OPÉRATIONS D'OREILLES

Ces compresses de gaze de 0m15 sur 0m15 sont au nombre de 24 par boîte. Elles sont autoclavées à 150° par notre procédé habituel.

EAU OXYGÉNÉE BORIQUÉE

L'eau oxygénée est très employée pour les pansements des oreilles, du nez et de la gorge. Ses propriétés antiseptiques et hémostatiques sont très remarquables.

L'eau oxygénée livrée par l'industrie est très irritante.

« L'eau oxygénée à 10 ou 12 volumes, telle qu'on la trouve dans le commerce, dit le Dr Ruault, est d'une saveur très désagréable, si fortement acide qu'on ne saurait l'employer pure en gargarismes. En effet, indépendamment des traces d'acides chlorhydrique, sulfurique, phosphorique, fluosilicique, mis en liberté au cours des manipulations nécessaires à la préparation du produit, elle renferme une certaine quantité de l'un de ces acides (généralement 4 à 5 grammes, et plus, d'acide sulfurique par litre) qu'on ajoute afin d'obtenir sa stabilité.

« Pour obvier à cet inconvénient, nous avons cherché à remplacer les acides précités par un acide minéral faible à saveur supportable, et cependant capable d'assurer la stabilité du produit sans altérer ses propriétés. L'acide borique, en solution à 3 $^0/_0$ dans l'eau oxygénée à 10 volumes préalablement neutralisée, nous a donné les résultats cherchés.

« Le liquide ainsi obtenu est limpide, incolore, et sa saveur est à peu près nulle, bien que sa réaction au papier tournesol soit nettement acide. On peut se laver la bouche longuement avec le produit pur, sans ressentir aucune sensation aigre ou désagréable. Le liquide mousse fortement au contact de la muqueuse buccale.

Il en est de même lorsqu'il est mis en rapport avec une muqueuse cruentée (après la discision ou le morcellement des amygdales, ou dans le nez en cas d'épistaxis). Il a donc, comme l'eau oxygénée du commerce, la propriété de se décomposer, en dégageant son oxygène, en présence du sang et de matières azotées collagènes (mucus buccal)... Il présente une stabilité qui ne paraît pas moindre que celle de l'eau oxygénée ordinaire.

« Au point de vue clinique, nous nous bornerons à signaler la tolérance parfaite de la muqueuse bucco-pharyngée pour l'eau oxygénée boriquée à 12 volumes, ce qui assure à ce produit une supériorité incontestable sur l'eau oxygénée ordinaire dans le traitement des inflammations de la muqueuse buccale et du pharynx. »

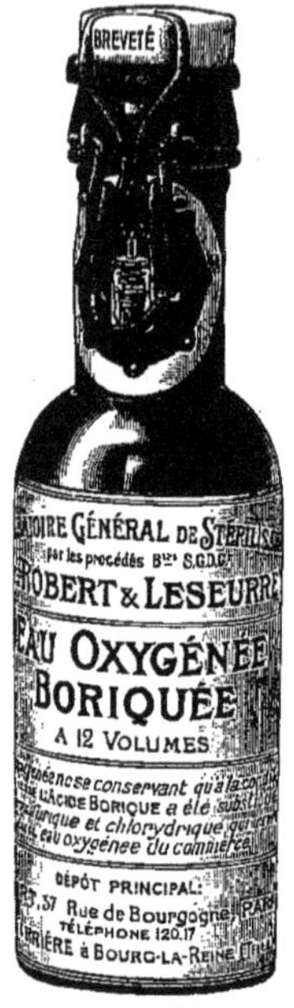

Fig. 100.

Nous délivrons cette eau oxygénée boriquée, préparée avec les plus grands soins, en flacons bouchés à pression de 60, 125, 250, 500 et 1.000 grammes (*fig. 100*).

POMMADES STÉRILISÉES EN TUBES D'ÉTAIN

Nos pommades stérilisées sont renfermées dans des tubes d'étain à pression : de cette façon on ne fait sortir que la quantité utilisée immédiatement, sans risquer de contaminer ce qui reste dans le tube.

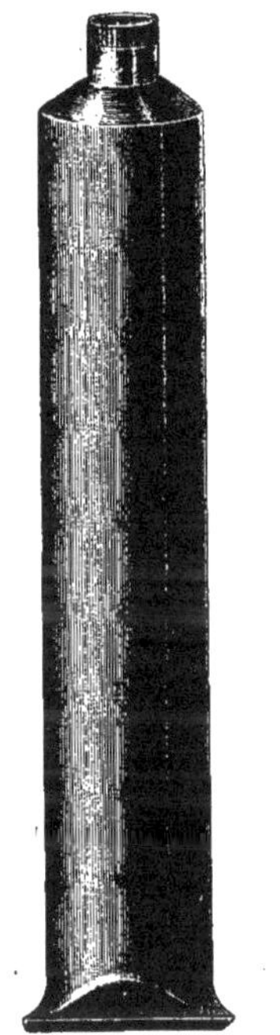

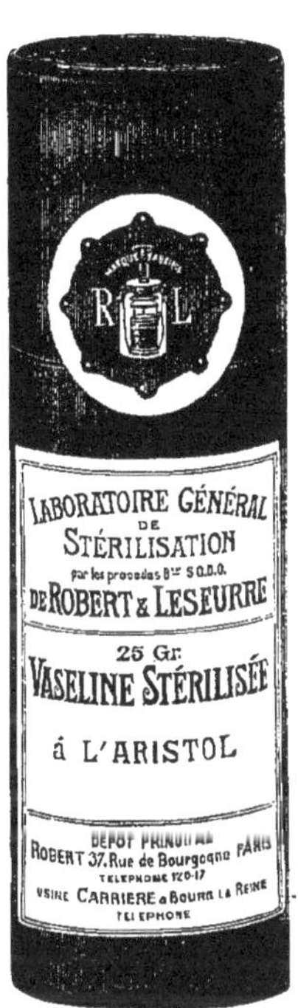

Fig. 101.

Ce mode de présentation offre une garantie que ne peut donner la conservation dans les pots ordinaires;

ceux-ci sont rapidement souillés par les poussières de l'atmosphère et par le contact d'une spatule ou du doigt du malade : d'ailleurs le mode de bouchage de ces pots est presque toujours défectueux, et la pommade, eût-elle été préparée aseptiquement, ce qui est assez rare, a toute chance d'être souillée à cause de la mauvaise fermeture du récipient.

Dans nos tubes d'étain (*fig. 101*), la fermeture est absolument hermétique et assure la conservation parfaite du produit.

Les pommades les plus employées sont celles à l'aristol, au salol, au menthol, à la résorcine, au menthol et résorcine, au menthol et gaïacol, à l'acide borique, etc.

Toutes ces pommades sont préparées avec de la vaseline de la marque la plus estimée.

APPLICATIONS A LA MÉDECINE

SOLUTIONS HYPODERMIQUES

La stérilisation des solutions hypodermiques est de la plus haute importance.

On n'a accordé jusqu'à ces dernières années qu'une attention relative à cette précaution; et cependant il n'est pas indifférent d'injecter un liquide septique. La méthode hypodermique doit en grande partie ses tâtonnements, ses déceptions et la lenteur de son expansion à cette méconnaissance d'une des conditions les plus essentielles du succès [1].

[1] « Nombre des liquides à injecter, dit Schimmelbusch (*Asepsie*, p. 126), sont infectés déjà dans l'officine du pharmacien et le deviennent encore davantage au cours des manipulations ultérieures.

« Hohl et nous-mêmes avons fait à la clinique de von Bergmann des recherches à ce sujet, portant sur des produits fournis par des pharmacies diverses et sur les solutions conservées dans les services de la clinique. La solution de pilocarpine à 1 % contenait des germes en quantité innombrable; la solution ordinaire d'ergotine en renfermait environ 10,000 par centimètre cube; même abondance de germes dans les solutions d'atropine à 1 %, de chlorhydrate de morphine, de cocaïne à 1 %. »

« Les solutions qui se prêtent le mieux à la conservation et à la multiplication des germes sont aussi celles dont l'emploi est le plus répandu en pratique. Ces liquides sont : la solution de sulfate d'atropine à 1 %, celle de chlorhydrate de morphine à 1 %, celle de cocaïne à 1 %, de pilocarpine à 1 %, la solution d'ergotine.

« La meilleure preuve de cette importance nous est fournie par l'usage de la cocaïne, si répandu dans la petite chirurgie de tous les jours. A quoi sert, en effet, une asepsie très rigoureuse dans l'extirpation d'un athérome, par exemple, si, pour obtenir l'anesthésie, nous pouvons injecter des milliers de cocci dans le champ opératoire? La nécessité s'impose donc bien d'obtenir des liquides d'injection stérilisés. »

« Or, dit le Dr Maurange, il n'y a encore qu'un petit nombre de pharmaciens qui livrent des produits stérilisés pour l'hypodermie. La plupart ne font aucune différence entre la préparation d'une potion et celle d'une solution à l'usage sous-cutané. Quelques-uns pensent réaliser une asepsie suffisante en employant l'eau bouillante pour dissoudre le principe actif. Mais ils filtrent leur solution sur un papier non stérilisé, pris avec des mains non désinfectées, et placé sur un entonnoir de verre essuyé le plus souvent avec la serviette banale qui traîne sur la table. Finalement le liquide est introduit dans un flacon soigneusement frotté avec le même linge et qui est simplement bouché avec du liège sorti du tiroir commun et façonné au mâche-bouchon, agent de contamination par excellence. De telles préparations doivent être bannies de la pratique hypodermique (1). »

Il ne suffit pas que la solution soit bien stérilisée, il faut qu'elle puisse conserver son asepsie. Les flacons employés couramment ne présentent pas, sous ce rapport, une sécurité absolue : il est indispensable également qu'un flacon débouché ne serve qu'une seule fois. Combien d'abcès sont-ils dus à des solutions livrées en flacons où l'on puise à plusieurs reprises !

Ampoules.

On ne doit donc employer les liquides injectables qu'en **ampoules scellées** contenant la dose nécessaire à une seule injection.

Nous préparons plusieurs modèles d'ampoules hypodermiques :

(1) G. Maurange, *Formulaire pratique d'hypodermie*, 2e édition, p. 24.

I. — Ampoules à deux pointes.

Cette forme d'ampoules (*fig. 102*) a l'inconvénient de ne pas se tenir debout, ce qui rend plus difficile le remplissage de la seringue.

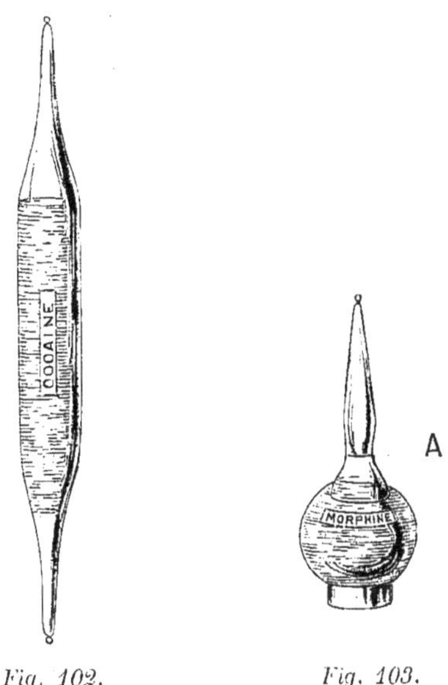

Fig. 102. *Fig. 103.*

Pour s'en servir, on brise l'une des deux extrémités à l'aide d'un trait de lime, on y introduit l'aiguille, et on aspire le liquide en maintenant l'ampoule en l'air.

II. — Ampoules forme boule.

Cette forme d'ampoules (*fig. 103*) a sur la précédente l'avantage de pouvoir se tenir debout. Un trait de lime fait d'avance permet de briser l'ampoule en A.

III. — Ampoules forme plate.

Ces ampoules sont faites d'après notre nouveau système de tubes (*fig. 104*) : elles sont munies d'un bourrelet spécial qui permet de les ouvrir par arrachement sans trait de lime. On saisit l'ampoule avec la main gauche et, à l'aide de la main droite (les doigts placés à un centimètre environ au-dessus du bourrelet), on

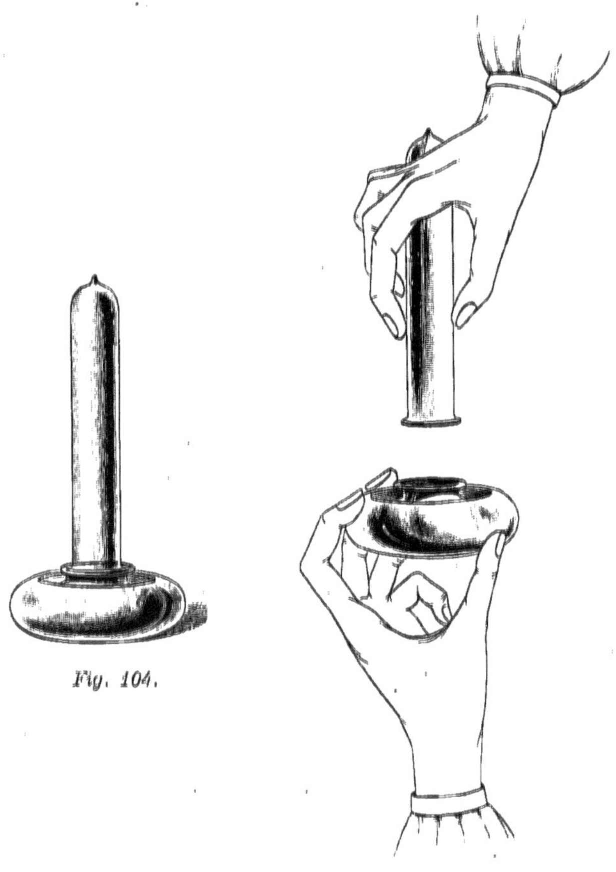

Fig. 104.

Fig. 105.

tire le tube supérieur comme pour déboucher un flacon ordinaire (*fig. 105*).

L'ouverture est assez grande pour permettre **d'aspirer le liquide avec la seringue elle-même non armée de son aiguille** (*fig. 106 et 107*).

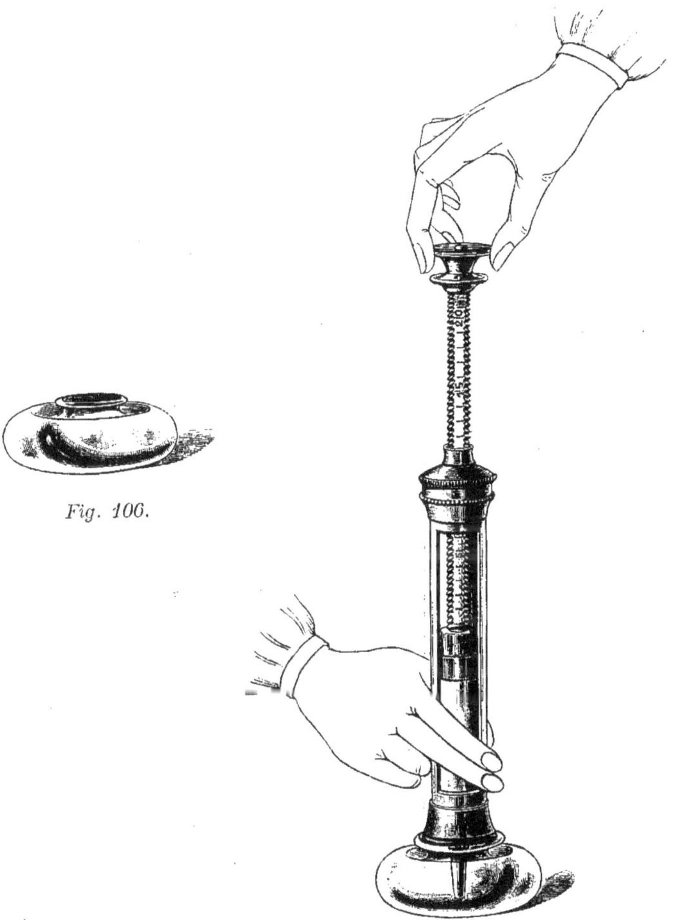

Fig. 106.

Fig. 107.

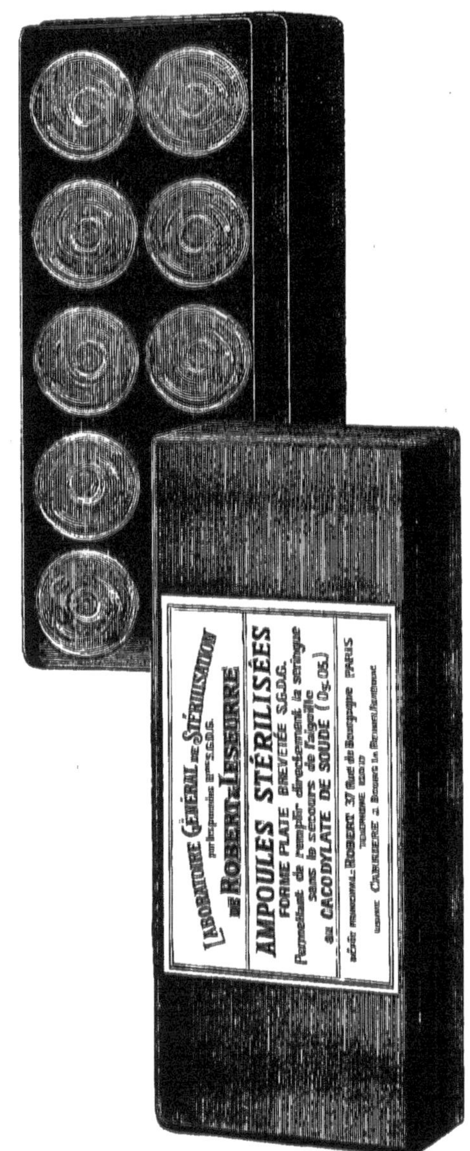
LABORATOIRE GÉNÉRAL DE STÉRILISATION
DE ROBERT & LESEURRE
AMPOULES STÉRILISÉES
FORME PLATE BREVETÉE S.G.D.G.
Permettant de remplir directement la seringue
sans le secours de l'aiguille
au CACODYLATE DE SOUDE (0g,05)
PARIS

Ces ampoules offrent sur les précédentes les avantages suivants :

1° Elles ont une stabilité parfaite;

2° Le remplissage de la seringue se faisant directement, sans le secours de l'aiguille, il n'y a pas de danger d'émousser celle-ci en l'appuyant contre le fond de l'ampoule, comme cela arrive très souvent;

3° Il faut une grande sûreté de main pour introduire sans tâtonnements l'aiguille dans l'ouverture minuscule des ampoules ordinaires : le moindre frôlement contre la paroi extérieure non stérilisée est une contamination certaine. L'ouverture de nos ampoules est assez large pour introduire sans difficulté l'extrémité de la seringue;

4° On sait avec quelle difficulté et quelle lenteur on aspire les liquides huileux en se servant de l'aiguille (huile biiodurée, huile grise, huile au calomel, huile camphrée, huile lécithinée, etc.). Ce remplissage se fait, au contraire, très rapidement et très facilement, si l'on aspire directement avec la seringue sans l'aiguille;

5° Ce système d'ampoules rend de grands services quand on doit faire plusieurs injections de suite au même point; car il permet de laisser l'aiguille en place, tandis qu'avec les ampoules ordinaires on est obligé de retirer l'aiguille de la peau pour aspirer le liquide à injecter;

6° Dans les injections rachidiennes, où l'on commence par aspirer une certaine quantité de liquide rachidien avant de faire l'injection de cocaïne, notre procédé seul est vraiment pratique, car il permet de remplir la seringue sans avoir besoin de retirer l'aiguille du rachis.

SAVON DENTIFRICE

ANTISEPTIQUE

Savon. Cette préparation est reconnue aujourd'hui comme le meilleur des dentifrices.

Nous le préparons sous deux formes différentes :

1° En tubes d'étain à pression (*fig. 108*);

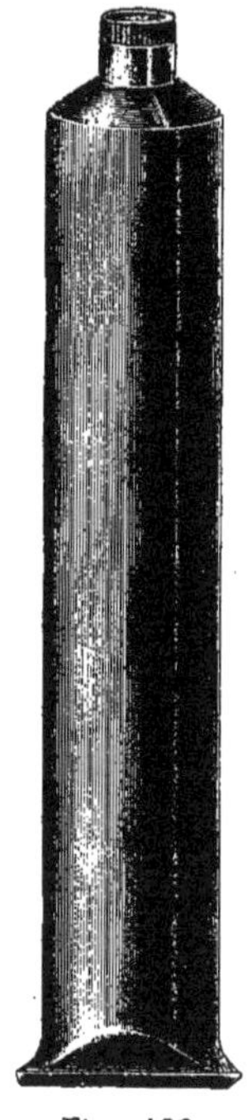

Fig. 108.

2° En boîtes de porcelaine avec couvercle en aluminium.

TROISIÈME PARTIE

PRIX-COURANT

LIVRAISONS

Notre installation nous permet la livraison immédiate de tous les produits catalogués.

Nous avons des **valises** toujours prêtes, contenant tous les produits nécessaires pour une opération.

A première demande, nous remettons à la gare indiquée, au chirurgien lui-même, ou à la personne désignée par lui, la valise commandée.

Pour les opérations en ville, ou dans les maisons de santé, nous envoyons tout ce qui est nécessaire, en prévoyant même toutes les complications qui peuvent surgir.

Les produits non utilisés, dont l'enveloppe et le cachet de garantie sont demeurés intacts, sont repris au prix de facture.

Nos prix s'entendent récipient compris, sauf pour les articles marqués **S. V.** (sans verre).

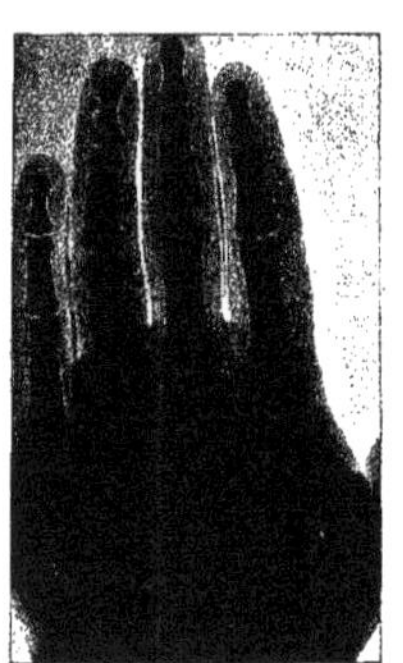

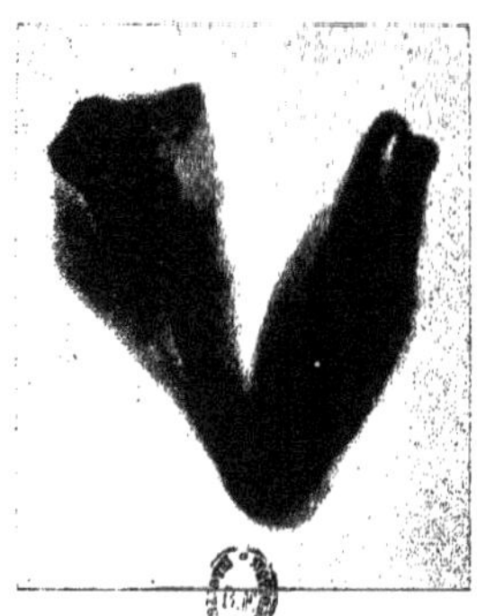

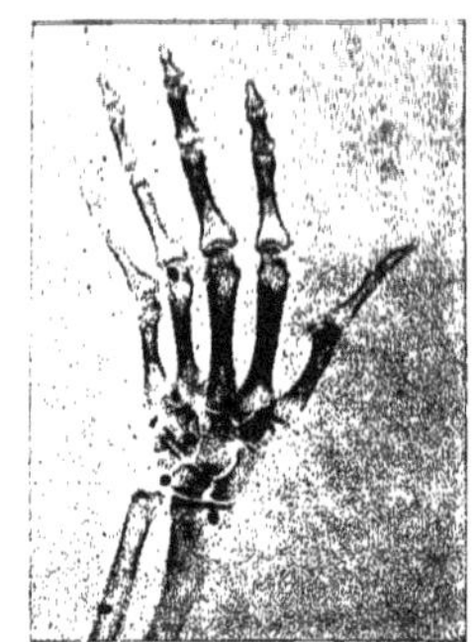

RADIOGRAPHIE

RADIOGRAPHIE — RADIOSCOPIE

Radioscopie à domicile, transport et location des appareils, assistance de l'opérateur . . . **50f**

Radiographie, dans les mêmes conditions, avec deux épreuves, lorsque le cliché n'excède pas 18 × 24 . . . . **60**

— Lorsque le chiché dépasse ces mesures (thorax, etc.). **70**

Séance de Radioscopie à notre laboratoire **20**

— **de Radiographie** — — avec deux épreuves, cliché de 18 × 24 et au-dessous **30**

— d° au-dessus de ces mesures . . **40**

Accouchements (Boîtes pour) (*voir* **Boîtes,** *page 203*).

Adhésol . . . . le flacon 2f50

Alcool absolu . . . . le flacon de 125 gr. (s. v.). **1.60**
— — . . . . le litre . . . . **10.** »

Alcool rectifié 90°. . . . . les 250 gr. (s. v.) **1.75**
— — . . . . le ½ litre (s. v.). . . . . . . **3.** »
— — . . . . le litre (s. v.). **5.75**

Aiguilles de Reverdin stérilisées . . . . . *location* (s. v.). **2.** »

Aiguilles à suture (droites, courbes, démi-courbes) **stérilisées**. le tube de 6. **3.** »

Alèzes de toile ourlées, autoclavées (0m70 × 2m) en boîtes métalliques. Boîte de 2. **8f** »

Amadou stérilisé . . . . **2f** »

Amidon de blé stérilisé. . . . . 250 gr. (s. v.). **1.** »

Ampoules hypodermiques, par boîtes de 10 de 1re (*Voir page 185*).	Ampoules à deux pointes	Ampoules forme boule	Ampoules forme plate brevetée
Apomorphine, 1 centigr.	**4f** »	**5f** »	**6f** »
Atropine (sulf.), ½ milligr.	**4.** »	**5.** »	**6.** »
Benzoate de mercure, 1 centigr.	**4.** »	**5.** »	**6.** »
Bichlorure de mercure, 1 centigr.	**4.** »	**5.** »	**6.** »
Biiodure de mercure, 1 centigr., en solution aqueuse	**4.** »	**5.** »	**6.** »
Cacodylate de soude, 0gr01, 0gr05 ou 0gr10 .	**4.** »	**5.** »	**6.** »
Cacodylate de fer, 0.03	**4.** »	**5.** »	**6.** »
Cacodylate de mercure (solution iodo-hydrargyrique de Brocq).	**4.** »	**5.** »	**6.** »
Cacodylate de gaïacol, 0.02	**4.** »	**5.** »	**6.** »
Calomel et huile, 0.01 ou 0.02	**4.** »	**5.** »	**6.** »
Caféine, 0.25.	**4.** »	**5.** »	**6.** »
Cocaïne (chl.), 0.01 ou 0.02.	**4.** »	**5.** »	**6.** »
Cyanure de mercure, 0.01	**4.** »	**5.** »	**6.** »

Ampoules hypodermiques (*suite*).	Ampoules à deux pointes	Ampoules forme boule	Ampoules forme plate brevetée
Digitaline cristallisée, $^{1}/_{10}$ de milligr	4f »	5f »	6f »
Éther, 1cc	4. »	5. »	6. »
Ergotine, 0.01	4. »	5. »	6. »
Ergotinine, 0.001	4. »	5. »	6. »
Esérine (sulf.), 0.01	4. »	5. »	6. »
Glycérophosphate de soude, 0.20	4. »	5. »	6. »
Glycérophosphate de chaux, 0.05	4. »	5. »	6. »
Huile grise (2 centigr.)	4. »	5. »	6. »
Huile biiodurée (0.004)	4. »	5. »	6. »
Huile camphrée à $^{1}/_{10}$e	4. »	5. »	6. »
Lécithine 0.05 et **huile**	4. »	5. »	6. »
Méthylarsinate disodique (synonyme **Arrhénal**)	4. »	5. »	6. »
Morphine (chl.) (0.01 ou 0.02)	4. »	5. »	6. »
Morphine, 1 centigr. et **Atropine**, $^{1}/_{4}$ milligr.	4. »	5. »	6. »
Pilocarpine (nitrate), 0.01	4. »	5. »	6. »
Quinine (bichlorhydrate), 0.30	4. »	5. »	6. »
Spartéine (sulf.), 0.02 et 0.05	4. »	5. »	6. »
Sulfate Spartéine, 0.05 et **Chlorhydrate Morphine**, 0.01 (formule Maurange et Langlois)	4. »	5. »	6. »
Strychnine (sulfate), 0.02	4. »	5. »	6. »
Vanadate de soude, 0.01 ou 0.02	4. »	5. »	6. »
etc., etc., etc.			

Ampoules de sérum artificiel stérilisé.

Ampoules scellées (*voir page 141*)	de 50 gr.	1f50
— — —	100 gr.	2.50
— — —	200 gr.	3 »
— — —	300 gr.	4. »
— — —	500 gr.	5. »
— — —	1000 gr.	7. »
Ampoules à vis (déposées) (*voir page 145*)	50 gr.	4. »
— — —	125 gr.	4.50
— — —	250 gr.	5. »
— — —	500 gr.	6. »
Entonnoir spécial pour charger ces ampoules		» 75

Appareils stérilisés pour **injections de sérum.**

Tube avec aiguille d'acier		4f »
— — petite aiguille de platine		6. »
— — grande aiguille de platine		9. »
— — robinet et serpentin	en plus.	2. »
— — poire caoutchouc	—	4.50
Avec boîte en gainerie	—	6. »

Appareils plâtrés (*voir Boîtes pour*).

Anesthésie (Boîtes composées pour) (*voir page 82*).

Aseptovules ou **Ovules aseptiques** (déposé) (*voir page 155*).

Chaque aseptovule est contenu dans un moule d'étain renfermé lui-même dans un flacon de verre.

Acide borique	la boîte de 6.	5f »
Antipyrine	—	5. »
Aristol	—	5. »
Chlorhydrate de cocaïne	—	5. »
Chlorhydrate de morphine	—	5. »
Diiodoforme	—	5. »
Glycérine simple	—	5. »
Ichthyol	—	5. »
Iodoforme	—	5. »
Iodol	—	5. »
Naphtol	—	5. »
Résorcine	—	5. »
Salol	—	5. »
Sublimé	—	5. »
Tannin	—	5. »

etc., etc., etc.

Attelles en bois	de 0m10 à 0m20	la pièce.	»f40
— —	0.21 à 0.30	—	» 55
— —	0.31 à 0.40	—	» 70
— —	0.41 à 0.50	—	» 85
Attelles en toile métallique,	de 0m10 à 0m20	la pièce.	» 60
— —	0.21 à 0.30	—	» 80
— —	0.31 à 0.40	—	1 »
— —	0.41 à 0.50	—	1.20

Attelles en zinc, de 0m10 à 0m20. . . . . la pièce. 1f20
— — 0.21 à 0.30. . . . . — . . 1.60
— — 0.31 à 0.40. . . . . — . 2. »
— — 0.41 à 0.50. . . . . — . 2.40

Autoclave pour la stérilisation du catgut, etc. (déposé) (*voir page 108*).

Petit modèle. Cuivre. . . . . 6f »
— — Nickelé . . . . 8. »
Grand modèle. Cuivre. . . . . 12. »
— — Nickelé . . . . 14. »
Accessoires. Plaque et clefs. . . . . 2. »
— Plombs de rechange . . . . la pièce. » 10
— Emboutissoir pour poser ces plombs . . . . . . 4. »

Bandage de corps en flanelle, longueur 1m50 . . . . 5f »
— — — avec bretelles . . . . 6. »
— en T. 2.25

Bandes en tissu de coton (*Bandes anglaises*).

Largeur		Longueur		Prix
Largeur	0m05	Longueur	5m	»f40
—	0.05	—	10	» 80
—	0.075	—	5	» 60
—	0.075	—	10	1.20
—	0.10	—	5	» 90
—	0.10	—	10	2. »
—	0.125	—	5	1. »
—	0.125	—	10	2. »
—	0.15	—	5	1.20
—	0.15	—	10	2.40
—	0.20	—	5	1.50
—	0.20	—	10	3. »

Les mêmes autoclavées, en boîtes métalliques (sur commande).

Bandes de crépon (élastiques).

Largeur		Longueur		Prix
Largeur	0m05	Longueur	5m	1f25
—	0m075	—	5	1.50
—	0.10	—	5	2. »
—	0.125	—	5	2.50
—	0.15	—	5	3. »
—	0.20	—	5	4. »

Bandes de flanelle.

Largeur		Longueur		Prix
Largeur	0m 05	Longueur	5m	1f »
—	0.05	—	10	2. »
—	0.075	—	5	1.50
—	0.075	—	10	3. »
—	0.10	—	5	2. »
—	0.10	—	10	4. »
—	0.125	—	5	2.50
—	0.125	—	10	5. »
—	0.15	—	5	3. »
—	0.15	—	10	6. »
—	0.20	—	5	3.75
—	0.20	—	10	7.50

Bandes de gaze ordinaire (sans lisière).

Largeur		Longueur		Prix
Largeur	0m 05	Longueur	5m	»f 60
—	0.05	—	10	1.20
—	0.075	—	5	» 80
—	0.075	—	10	1.60
—	0.10	—	5	1. »
—	0.10	—	10	2. »
—	0.125	—	5	1.20
—	0.125	—	10	2.40
—	0.15	—	5	1.40
—	0.15	—	10	2.80
—	0.20	—	5	1.70
—	0.20	—	10	3.40

Bandes de gaze (2 lisières).

Largeur		Longueur		Prix
Largeur	0m 05	Longueur	5m	»f 70
—	0.05	—	10	1.40
—	0.075	—	5	».90
—	0.075	—	10	1.80
—	0m 10	—	5	1.10
—	0.10	—	10	2.20
—	0.125	—	5	1.30
—	0.125	—	10	2.60
—	0.15	—	5	1.50
—	0.15	—	10	3. »

Bandes de gaze (2 lisières) autoclavées en boîtes métalliques (sur commande).

Bandes de gaze antiseptiques (*voir Gazes et Mèches déroulables*).

Bandes d'ouate hydrophile.

Largeur 0m 05		1f 25
—	0.10	2.25
—	0.20	4. »

Les mêmes, stérilisées, en boîtes.

Largeur 0m 05		2f 80
—	0.10	3.75
—	0.20	6. »

Bandes de tarlatane empesée.

Largeur		Longueur		Prix
Largeur	0m 05	Longueur	5m	»f 50
—	0.05	—	10	1. »
—	0.075	—	5	» 60
—	0.075	—	10	1.20
—	0.10	—	5	» 70
—	0.10	—	10	1.40
—	0.125	—	5	» 80
	0.125	—	10	1.60
—	0.15	—	5	» 90
—	0.15	—	10	1.80
—	0.20	—	5	1.15
—	0.20	—	10	2.30

Bandes de tarlatane plâtrées, en boîtes métalliques.

Largeur		Longueur		Prix
Largeur	0m 05	Longueur	5m	1f 25
—	0.075	—	5	1.50
—	0.10	—	5	2.30
—	0.125	—	5	2.50
—	0.15	—	5	2.75
—	0.20	—	5	3.50

Bandes de toile usagée.

Largeur	0m 05	Longueur	5m	» f 80
—	0 . 05	—	10m	1.60
—	0 . 075	—	5	1.15
—	0 . 075	—	10	2.30
—	0 . 10	—	5	1.50
—	0 . 10	—	10	3. »
—	0 . 125	—	5	1.85
—	0 . 125	—	10	3.70
—	0 . 15	—	5	2.20
—	0 . 15	—	10	4.40
—	0 . 20	—	5	2.50
—	0 . 20	—	10	5. »

Bandes de toile neuve (fil de lin, 2 lisières).

Largeur	0m 05	Longueur	5m	1 f 50
—	0 . 05	—	10	3. »
—	0 . 075	—	5	2. »
—	0 . 075	—	10	4. »
—	0 . 10	—	5	2.50
—	0 . 10	—	10	5. »

Bandes de toile neuve, autoclavées, en boîtes métalliq. (*sur commande*).

Bande hémostatique en caoutchouc autoclavée, en boîte métallique.

Largeur 0m 05	le mètre.	» f 90
— 0 . 10	—	1.60

Bandeau oculaire en toile . . . . . . 1 f 50
en toile caoutchoutée . . . . . . 2. »
en toile et satinette noire 1.50

Bassin réniforme en tôle émaillée (en location).

Bassin triangulaire en tôle émaillée (en location) (*voir Boîtes de plateaux*).

Baudruche antiseptique au sublimé . . . . . . 1 f 25

Blouse autoclavée 150° en boîte métallique (en location). . . . . . 3. »

Blouse et **Tablier** autoclavés 150° en boîte métallique (en location). 3f 35

Bock stérilisé (*voir Laveur*).

Boîtes contenant les pansements autoclavés pour différentes opérations (*voir Pansements composés*).

Boîtes contenant 4 cuvettes autoclavées. En location . . . . . . 5f »

Boîtes contenant 3 plateaux et 1 bassin triangulaire autoclavés. En location . . . . 5f »

Boîtes pour accouchements, contenant les produits suivants :

2 ampoules de chloroforme.
1 compresse à chloroforme.
Laudanum.
Ether.
Seringue hypodermique stérilisée.
Ampoules de caféine.
Ampoules de morphine.
Ampoules d'ergotine.
1 blouse stérilisée.
1 brosse à ongles et un cure-ongles stérilisés.
1 savon antiseptique.
1 tube vaseline stérilisée.
1 tube vaseline au salol.
2 plateaux.
1 bock stérilisé.
2 canules et tube injecteur stérilisés.
1 ballon de Champetier de Ribes.
1 bassin.
250 gr. d'alcool.
20 tubes de sublimé de 1 gr.
1 flacon lysol.
2 flacons d'épingles de sûreté.
2 jambières de flanelle.
1 bandage de corps.
Toile imperméable.
1 boîte petits carrés coton stérilisé.
1 boîte moyens carrés coton stérilisé.
1 boîte garnitures de gaze stérilisées.
1 boîte rondelles de gaze stérilisées.
500 gr. coton hydrophile.
2 gazes au salol déroulables.
2 lacs stérilisés.
1 soie n° 4.
1 catgut n° 2.
1 tube de 6 crins.
2 bandes de crépon de 10 centimètres.
1 ampoule de 250 gr. de sérum avec tube et aiguille pour l'injection.
Sérum gélatiné de Carnot (pour pansements).
1 sonde stérilisée.
Solution stérilisée d'acide citrique pour les yeux.

N. B. — Les produits employés sont seuls facturés.

Boîtes pour anesthésie Ces boîtes contiennent :

1° Quatre ampoules de 50 gr. chloroforme du chloral.

2° Trois compresses anesthésiques.

3° Ampoules de spartéo-morphine (formule de Maurange et Langlois).

4° Ampoules de caféine.

5° Seringue stérilisée.

6° Tube de vaseline.

7° Pince à langue.

8° Eponges montées.

N. B. — Les produits employés sont seuls facturés.

Boîtes pour appareils plâtrés (*voir page 140*). Ces boîtes contiennent :

2 kilog. plâtre à mouler en boîte métallique.

Une pièce de 20 mètres de tarlatane apprêtée.

6 bandes en gaze souple de 10m sur 0m 20.

3 — — 10m sur 0m 10.

6 — toile neuve de 10m sur 0m 10.

Une pièce de diachylon des hôpitaux.

Une paire de ciseaux tailleur.

Une cisaille à plâtre.

N. B. — Les produits employés sont seuls facturés.

Boîtes de bandages (*voir page 189*). Ces boîtes contiennent :

1° Deux mètres taffetas chiffon.

2° Deux bandages de corps avec et sans bretelles.

3° Deux bandages en **T**.

4° Deux paires de sous-cuisses.

5° Deux jambières.

6° Deux bandes de tarlatane empesée de 0m 05 × 10m.

7° — — — — 0.10 × 10.

8° — — — — 0.20 × 10.

9° — — crépon 0.05 × 5.

10° — — — 0.10 × 5.

11° — — — 0.20 × 5.

12° Deux flacons épingles de sûreté.

N. B. — Les produits employés sont seuls facturés.

Boîtes pour suture et drainage. Ces boîtes contiennent :

15	tubes scellés	catgut assoupli (tous numéros).
12	—	soie (—).
3	—	crins (tous numéros).
3	—	fils d'argent (4-5-6).
4	—	drains moulés (10-20-30-40).

N. B. — Les tubes employés sont seuls facturés.

Bougies exploratrices en gomme stérilisées.

Chaque N° en tube scellé **2f50**

Bougies olivaires en gomme stérilisées.

Chaque N° en tube scellé **2.50**

Boulettes de coton hydrophile autoclavées 150° en boîtes métalliques. Stérilisation, dessiccation, bouchage effectués dans l'autoclave fermé en une seule opération.

Noisettes (Tampons oculaires)	la boîte de	12.	**2f »**
— —	—	24.	**3. »**
Noix	—	20.	**2.50**
—	—	40.	**3.25**
—	—	80.	**5. »**
Mandarines	—	6.	**1.50**
—	—	12.	**2. »**
—	—	24.	**3. »**

Brométhyl mitigé (10 % d'éther) en ampoule scellée à stilligouttes (brevetée) s'ouvrant par arrachement sans trait de lime (*voir page 84*).

L'ampoule de 15 gr. . . . . **3f »**
30 gr. . . . . **5. »**

Bromure d'éthyle pur, non mitigé, en ampoule scellée à stilligouttes (brevetée) s'ouvrant par arrachement sans trait de lime (*voir page 83*).

L'ampoule de 15 gr. **2f50**
— 30 gr. . . . . **4. »**

N. B. — A moins de l'indication spéciale "**non mitigé**", c'est toujours le brométhyl mitigé que nous délivrons.

Brosses à ongles en crin végétal, autoclavées à 150°, en boites métal.

Boites de 1 brosse et 1 cure-ongles . . . . 2f »
— 2 brosses et 1 cure-ongles . . . . 3. »
— 3 — 2 — . . . . 5. »

Brosses à ongles en soie avec manche, stérilisées.

Flacon de 2 . . . . 5f »

Catgut assoupli (breveté), stérilisé à 120° par l'alcool absolu, et assoupli ensuite par procédé spécial, sans manipulation, en vase clos. En ampoules scellées s'ouvrant par traction sans trait de lime (*voir page 97*).

Du N° 000 au N° 6 . . . . l'ampoule. 2f50

Catgut non assoupli, stérilisé à 120° par l'alcool absolu, en ampoules scellées (brevetées).

Du N° 000 au N° 6. . . . . l'ampoule. 2f10

Catgut dégraissé, non stérilisé.

Du N° 000 au N° 6. . . . . la bobine de 2m50. » 40

Catgut dégraissé et déshydraté, non stérilisé (prêt à être stérilisé dans nos autoclaves spéciaux) (*voir page 110*).

Du N° 000 au N° 6. . . . . la bobine de 2m50. » 45

Cerceau articulé en fer étamé.

Petit . . . . la pièce. 12f »
Moyen . . . . — . 14. »
Grand . . . . — . 16. »

Cerceau en fer étamé.

Petit . . . . la pièce. 6f »
Moyen . . . . — . 7. »
Grand . . . . — . 8. »

Chaînette de tampons ou queue de cerf-volant (*voir page 164*).

Autoclavés 150° . . . . la boîte métallique de 12. 2f40
Autoclavés 150° et Boriqués . . . . . — 12. 3. »
A l'Iodoforme . . . . le flacon de 12. . . . . . 4.80
Au Salol . . . . — 12. . . . . . 3.60

Champs opératoires de gaze autoclavés 150°, en boîtes métalliques spéciales. Stérilisation, dessiccation, bouchage effectués dans l'autoclave fermé en une seule opération (*voir page 92*). Cousus.

En 2 épaisseurs 0m 50 × 0m 80	la boîte de 3 . . . . soit, la pièce, **1 f 40.**	**4 f 20**
— —	la boîte de 6 . . . . soit, la pièce, **1 f 25.**	**7.50**
— —	la boîte de 12. . . . soit, la pièce, **1 f »**	**12. »**

Champs opératoires de toile autoclavés à 150°. Ourlés.

0m 50 × 0m 65	la boîte de 3 . . . . soit, la pièce, **1 f 50.**	**4 f 50**
—	la boîte de 6 . . . . soit, la pièce, **1 f 40.**	**8.40**
—	la boîte de 10. . . . soit, la pièce, **1 f 25.**	**12.50**

Chloroforme de l'alcool pur, pour l'anesthésie, en ampoule scellée à stilligouttes (brevetée), s'ouvrant par arrachement sans trait de lime (*voir page 80*).

L'ampoule de 15 gr.	**1 f 50**
— 30 gr.	**2.50**
— 50 gr.	**4. »**

Chloroforme du chloral, en ampoule scellée à stilligouttes.

L'ampoule de 15 gr.	**2 f »**
— 30 gr.	**3.50**
— 50 gr.	**5. »**

N. B. — A défaut d'indications précises, c'est toujours le chloroforme du chloral que nous délivrons.

Chlorure d'éthyle pour anesthésie	le tube.	**3 f 50**
Chlorure de méthyle	le syphon (s. s.).	**5. »**
Collodion élastique	les 30 gr. (s. v.).	**1. »**
à l'Iodoforme 1/10	les 30 gr. —	**2. »**
au Salol	les 30 gr. —	**1.50**

et à tous médicaments (*voir aussi Adhésol, Stérésol*).

Collyres aseptiques en ampoules compte-gouttes (brevetées), s'ouvrant par arrachement sans trait de lime (*voir page 168*).

	la boîte de 1 collyre de 5 cc	la boîte de 5 collyres de 1 cc
Adrénaline (chlorhydrate) 1/10000	**3f »**	**5f »**
Atropine (sulfate) 1/200	**2. »**	**3.50**
— — 1/500	**1.75**	**3.50**
Borate de soude 1/100	**1.75**	**3.50**
Capsules surrénales	**3. »**	**5. »**
Cocaïne (chlorhydrate) 1/50	**2. »**	**3.50**
Dionine 5/100	**2. »**	**4. »**
Duboisine (sulfate) 1/200	**2. »**	**4. »**
Ésérine (sulfate) 1/200	**2.50**	**4.50**
Euphtalmine 5/100	**2.50**	**4.50**
Homatropine 1/100	**2.50**	**4.50**
Nitrate d'argent 1/200	**1.75**	**3.50**
Pilocarpine (chlorhydrate) 1/50	**2. »**	**4. »**
Protargol 5/100	**2. »**	**4. »**
Scopolamine (chlorhydrate) 1/1000	**2. »**	**4. »**
Sulfate de cuivre 1/400	**1.75**	**3.50**
Sulfate de zinc 1/100	**1.75**	**3.50**

etc., etc., etc.

Collyres huileux stérilisés en flacons émeri avec petites tiges de verre cannelées ou en ampoules compte-gouttes de 5 cc (*voir page 171*).

Atropine 1/100	**2f »**
Cocaïne 1/100	**2. »**
Duboisine 1/200	**2.50**
Eserine 1/100	**3. »**
Homatropine 1/100	**3. »**
Pilocarpine 1/100	**2.50**
Scopolamine 1/1000	**2.50**

etc., etc., etc.

Compresses de gaze autoclavées à 150° en boîtes spéciales. Stérilisation, dessiccation, bouchage effectués en une seule opération dans l'autoclave fermé (*voir page 93*). Cousues.

Petites	4 épaisseurs,	0.18 × 0.25. . . .	la boîte de 6 . . . . soit, la pièce, **0f 75.**	**4f 50**
—	—	—	la boîte de 12. . . . soit, la pièce, **0f 65.**	**7.80**
—	—	—	la boîte de 24. . . . soit, la pièce, **0f 45.**	**10.80**
Moyennes	—	0.25 × 0.35. . . .	la boîte de 6 . . . . soit, la pièce, **0f 80.**	**4.80**
—	—	—	la boîte de 12. . . . soit, la pièce, **0f 70.**	**8.40**
—	—	—	la boîte de 24. . . . soit, la pièce, **0f 50.**	**12. »**
Grandes	—	0.35 × 0 50. . . .	la boîte de 3 . . . . soit, la pièce, **1f 25.**	**3.75**
—	—	—	la boîte de 6 . . . . soit, la pièce, **1f ».**	**6. »**
—	—	—	la boîte de 12. . . . soit, la pièce, **0f 80.**	**9.60**

(*Voir aussi Champs opératoires.*)

Compresses de gaze autoclavées à 150°, en boîtes spéciales. Non cousues.

Grandes 0.50 × 0.60.	la boîte de 12. . . . soit, la pièce, **0f 60.**	**7f 20**
— —	la boîte de 24. . . . soit, la pièce, **0f 40.**	**9.60**
Moyennes 0.30 × 0.30.	la boîte de 12. . . . soit, la pièce, **0f 40.**	**4.80**
— —	la boîte de 24. . . . soit, la pièce, **0f 30.**	**7.20**
Petites pr opérations d'oreilles 0.15 × 0.15.	la boîte de 24. . . . soit, la pièce, **0 20.**	**5. »**

Compresses-Éponges de gaze sèches, autoclavées 150°. Cousues.

Petites 16 épaisseurs, 0.06 × 0.07 . . .	la boîte de 6 . . . . soit, la pièce, **0f60**.	**3f60**
— — — . . .	la boîte de 12 . . . soit, la pièce, **0f50**.	**6.** »
— — — . . .	la boîte de 24 . . . soit, la pièce, **0f40**.	**9.60**
Moyennes 18 épaisseurs, 0.11 × 0.12 . . .	la boîte de 6 . . . . soit, la pièce, **1f** ».	**6.** »
— — — . . .	la boîte de 12 . . . soit, la pièce, **0f75**.	**9.** »
— — — . . .	la boîte de 24 . . . soit, la pièce, **0f50**.	**12.** »
Grandes 12 épaisseurs, 0.22 × 0.24 . . .	la boîte de 3 . . . . soit, la pièce, **1f25**.	**3.75**
— — — . . .	la boîte de 6 . . . . soit, la pièce, **1f10**.	**6.60**
— — — . . .	la boîte de 12 . . . soit, la pièce, **1f** ».	**12.** »

Compresses oculaires autoclavées 150° en boîtes métalliques. Stérilisation, dessiccation, bouchage effectués en une seule opération dans l'autoclave fermé (*voir page 175*).

La boîte de 12. . . . . **4f** »

Compresses d'ouate (*voir Coton hydrophile en carrés*).

Compresses de toile utoclavées 150° en boîtes métalliques. Stérilisation, dessiccation, bouchage effectués dans l'autoclave fermé en une seule opération.

Petites.	la boîte de 6. . . . soit, la pièce, **0f91**.	**5f50**
—	la boîte de 12. . . . soit, la pièce, **0f80**.	**9.60**
—	la boîte de 24. . . . soit, la pièce, **0f70**.	**16.80**

Grandes (*voir Champs opératoires*).

Compresses de toile pour anesthésie autoclavées 150° en boîtes métalliques (*voir page 82*). Cousues.

4 épaisseurs, 0.20 × 0.20.	la boîte de 3. . . . soit, la pièce, **1f16**.	**3f50**
— —	la boîte de 6. . . . soit, la pièce, **1f08**.	**6.50**

Compte-gouttes stérilisé. . . . . le tube. **1f »**

Coton hydrophile autoclavé 150° en boîtes métalliques. Stérilisation, dessiccation, bouchage effectués en une seule opération dans l'autoclave fermé.

En nappe		les 50 gr.	**1f 65**
—		les 125 gr.	**2.60**
—		les 250 gr.	**3.50**

En boulettes (*voir Boulettes*).

En carrés	Petits	$0^m 10 \times 0^m 10$.	la boîte de	50 gr.	**1f 65**
—	—	—	—	100 gr.	**2.60**
—	—	—	—	200 gr.	**3.50**
—	Moyens	$0^m 25 \times 0^m 25$.	—	50 gr.	**1.65**
—	—	—	—	100 gr.	**2.60**
—	—	—	—	200 gr.	**3.50**
—	Grands	$0^m 25 \times 0^m 50$.	—	50 gr.	**1.65**
—	—	—	—	100 gr.	**2.60**
—	—	—	—	200 gr.	**3.50**

Coton hydrophile non stérilisé, chimiquement pur.

Le paquet de 125 gr.	**1f »**
— de 250 gr.	**1.75**
— de 500 gr.	**3.25**

Coton en bandes (*voir* **Bandes d'ouate**).

Coton hydrophile à tous les antiseptiques : acide borique, sublimé, etc.

Coton ordinaire autoclavé 150° en boîtes métalliques. Stérilisation, dessiccation, bouchage effectués dans l'autoclave fermé en une seule opération.

En nappe	la boîte de	50 gr.	**1f 65**
—	—	125 gr.	**2.60**
—	—	250 gr.	**3.50**

Coton ordinaire non stérilisé.

Le paquet de 125 gr.	**0f 90**
— de 250 gr.	**1.55**
— de 500 gr.	**2.85**

Crayons-Drains stérilisés (modèle déposé) en ampoules scellées s'ouvrant par traction sans trait de lime. Chaque tube contient un peu de vaseline pour graisser le crayon avant son emploi (*voir page 153*).

Acide borique	la boîte.	**5f »**
Antipyrine	—	**5. »**
Aristol	—	**5. »**
Cocaïne	—	**5. »**
Créosote	—	**5. »**
Diiodoforme	—	**5. »**
Iodoforme	—	**5. »**
Ichthyol	—	**5. »**
Pâte de Canquoin	—	**5. »**
Résorcine	—	**5. »**
Salol	—	**5. »**
Salol et **Antipyrine**	—	**5. »**
Tannin	—	**5. »**

etc., etc., etc.

Crins de cheval stérilisés, en ampoules scellées s'ouvrant par arrachement sans trait de lime.

Le tube de 25. . . . . **1f 75**

Crins de Florence stérilisés, blancs ou bleus, en ampoules scellées s'ouvrant par traction sans trait de lime (*voir page 115*).

Extra-fins	l'ampoule de	25.	**2f 50**
—	—	6.	**1.50**
Très fins	—	25.	**2.50**
—	—	6.	**1.50**
Fins	—	25.	**2.50**
—	—	6.	**1.50**
Moyens	—	25.	**2.50**
—	—	6.	**1.50**
Gros	—	25.	**2.50**
—	—	6.	**1.50**
Très gros	—	25.	**3.50**
—	—	6.	**2. »**
Assortis	—	25.	**2.50**
—	—	6.	**1.50**

Cure-ongles autoclavés (*voir Brosses à ongles*).

Cuvettes stérilisées (*voir Boîtes composées*).

Diachylon des hôpitaux. . . . . le rouleau de 1 m. **1f50**

— — . . . . — 2 m. **2.75**

Aux antiseptiques (sur commande).

Douche stérilisée (*voir Laveur*).

Drains autoclavés, en tubes scellés s'ouvrant par arrachement sans trait de lime (*voir page 121*).

En caoutchouc ordinaire à bouts coupés, troués ou non troués.

Longueur 0m 15, le tube de 1 drain. . au-dessous du N° 30. **1f50**

— — — — . . au-dessus — . **2.75**

— — flacon ou boîte métallique de 4 drains. . . **2.50**

— — — — 8 — . . . **4.75**

Longueur 0m 25, le tube de 1 drain. . au-dessous du N° 30. **1.75**

— — — — . . au-dessus — . **2. »**

En caoutchouc moulé à bouts arrondis.

Longueur 0m 15, le tube de 1 drain. . au-dessous du N° 30. **2f »**

— — — — . . du N° 30 au N° 40. . **2.50**

— — — — . . au-dessus du N° 40. **3. »**

Drain soudé autoclavé pour taille hypogastrique. **4.50**

Drain utérin en T autoclavé **4.50**

Drain utérin en ✚ autoclavé . . . . **6. »**

Eau distillée autoclavée 125°. . . . . le litre (s. v.). **»f75**

Eau oxygénée boriquée, se conservant bien et non irritante (*voir page 181*).

En flacons canette de 60 gr. **1f50**

— 125 gr. . . . . **2. »**

— 250 gr. . . . . **3. »**

Écouvillons stérilisés pour curettage (*voir page 103*).

N° 1 (diamètre 12 millimètres) **1f50**

N° 2 (— 16 —) . . . . **2. »**

N° 3 (— 20 —) . . . . **2. »**

N° 4 (— 24 —) . . . . **2. »**

Épingles de sûreté stérilisées (*voir aussi Pansements composés*).

Le flacon **1f50**

Éponges naturelles stérilisées par la chaleur sous pression.

Petites	les 6.	**7f50**
—	les 12.	**15.** »
Moyennes	les 6.	**9.** »
—	les 12.	**18.** »
Grosses	les 6.	**27.** »

Éponges préparées pour dilatation, stérilisées par l'acétone sous pression (procédé spécial), en tubes scellés s'ouvrant par arrachement sans trait de lime (*voir page 161*).

Droites, longueur 4 à 7 centimètres	**2f** »
— — 8 à 10 —	**2.25**
— — 11 à 13 —	**2.75**
— — 14 à 16 —	**3.75**
Courbes, longueur 4 à 7 —	**2.25**
— — 8 à 10 —	**2.75**
— — 11 à 13 —	**3.75**

Éponges de gaze autoclavées 150° (*voir Compresses-Éponges*).

Éther anesthésique chimiquement pur à 66° en ampoules scellées à stilligouttes (brevetées) s'ouvrant par arrachement sans trait de lime (*voir page 86*).

L'ampoule de 90cc . . . . **4f** »

— 150cc. . . . . **6.** »

Éther iodoformé à 1/10 . . . . les 30 gr. (s. v.). **1f50**

— saloié, etc.

Étoupe purifiée autoclavée 150° en boîtes métalliques. les 250 gr. **3f** »

— à tous les antiseptiques.

Fil d'argent stérilisé en tubes scellés s'ouvrant par arrachement sans trait de lime. Chaque tube contient 5 fils de 0m80 (*voir page 118*).

Du N° 1 à 6 . . . . le gramme. **0f50**

Fil de caoutchouc stérilisé pour hystérectomie abdominale (*voir page 117*).

Le flacon de 2 fils de grosseurs variées **2f75**

Fil de lin stérilisé en ampoules scellées (*voir page 117*).

N° 00 à 2. . . . . **1f 75**

Gants de caoutchouc autoclavés 150° en boîtes métalliques,

la paire. **10f »**

Gants de fil autoclavés . . . . — . **5. »**

Garnitures de coton hydrophile autoclavées (*voir Coton hydrophile en carrés*).

Garnitures de gaze hydrophile autoclavées 150°, en boîtes métalliques. Stérilisation, dessiccation, bouchage effectués dans l'autoclave fermé en une seule opération (*voir page 164*).

La boîte de 6 . . . . **3f 75**
soit, la pièce. **0f 62.**

La boîte de 12. . . . . **6.50**
soit, la pièce. **0f 54.**

La boîte de 24. . . . . **8. »**
soit, la pièce. **0f 33.**

Gazes larges non déroulables en boîtes métalliques ou en flacons (*voir page 134*).

Aseptique	le gros flacon.	**2f 50**
—	le petit — .	**1.50**
Acide borique	le gros — .	**2.50**
—	le petit — .	**1.50**
Acide phénique	le gros — .	**2.50**
—	le petit — .	**1.50**
Acide salicylique	le gros — .	**2.50**
—	le petit — .	**1.50**
Aristol.	le gros — .	**3. »**
—	le petit — .	**2. »**
Dermatol	le gros — .	**3. »**
—	le petit — .	**2. »**
Diiodoforme.	le gros — .	**3. »**
—	le petit — .	**2. »**
Iodoforme.	le gros — .	**3. »**
—	le petit — .	**2. »**
Iodol	le gros — .	**3. »**
—	le petit — .	**2. »**
Naphtol.	le gros — .	**2.50**

Gazes larges non déroulables (*suite*).

Naphtol	le petit flacon.		1f50
Salol.	le gros	— .	3. »
—	le petit	— .	2. »
Sublimé	le gros	— .	2.50
—	le petit	— .	1.50
Thymol	le gros	— .	2.50
—	le petit	— .	1.50

etc., etc., etc.

Gazes déroulables en flacons spéciaux. (Les vases sont facturés 1f50 en plus des prix ci-dessous et sont repris vides au même prix.) (*voir page 185*).

Acide borique	le gros flacon.		3f »
—	le petit	— .	1.75
Acide phénique	le gros	— .	3. »
—	le petit	— .	1.75
Acide salicylique	le gros	— .	3. »
—	le petit	— .	1.75
Aristol.	le gros	— .	4. »
—	le petit	— .	2.50
Dermatol	le gros	— .	4. »
—	le petit	— .	2.50
Diiodoforme	le gros	— .	4. »
—	le petit	— .	2.50
Iodoforme	le gros	— .	4. »
—	le petit	— .	2.50
Iodol	le gros	— .	4. »
—	le petit	— .	2.50
Naphtol	le gros	— .	3. »
—	le petit	— .	1.75
Salol	le gros	— .	4. »
—	le petit	— .	2.50
Sublimé	le gros	— .	3. »
—	le petit	— .	1.75
Thymol	le gros	— .	3. »
—	le petit	— .	1.75

etc., etc., etc.

Glycérine créosotée à $1/3$. . . . . les 30 gr. (s. v.). 1f50

Glycérine ichthyolée à $1/10$ . . . . les 30 gr. — . 1f50

Glycérine stérilisée . . . . les 125 gr. — . 1f50

Gouttière en toile métallique.

Pour bras et avant-bras droit, avec palette . . . . 7f »
— — gauche. — . . . . 7. »
Pour jambe, cuisse et pied droit. . . . . 12. »
— — — gauche. . . . . 12. »
— et pied. . . . . 7. »

Gutta-percha laminée . . . . le $1/2$ rouleau. 2f25
— — . . . . le rouleau. 4. »

Iodoforme porphyrisé (*voir page 127*). . . . . les 10 gr. (s. v.) 2f »
— — . . . . . les 20 gr. — 3.50

Jambières en flanelle (*voir page 138*). . . . . la paire. 7f »

Laminaires souples stérilisées par l'alcool sous pression en ampoules scellées (brevetées) s'ouvrant par arrachement sans trait de lime. Les ampoules renferment un peu de vaseline destinée à graisser les tiges avant leur emploi (*voir page 150*).

Laminaires de 65 millimètres pleines. 1f30
— — — creuses 1.50
— 9 centimètres pleines. 1.50
— 9 creuses 1.90
— 12 pleines. 1.80
12 — creuses 2.30
— 15 — pleines. 2.10
— 15 — creuses 2.70
— 20 — pleines. 2.50
— 20 — creuses 3.25

Lanières de gaze (*voir Mèches et Tentes*).

Laveur en tôle émaillée stérilisée.

Avec tube de caoutchouc et canule autoclavés 150° (btes métal.). 10f »

Lint autoclavé à 150° en boîtes métalliques.

Aseptique 2f 50
Boriqué . . . . 3. »

et à tous les antiseptiques.

Lint en rondelles (*voir Rondelles*).

Liqueur de Van Swieten . . . . . . le litre (s. v.). 2f »

Mackintosh . . . . le 1/2 rouleau. 3f »
— . . . . le rouleau . . 5.75

Marteau de Mayor (en location).

Masque pour éther . . . . 5f »
— — bromure d'éthyle . . . . 3. »

Mèches de gaze déroulables en flacons spéciaux (*voir page 150*). *Voir aussi Tentes*. (Les prix ci-dessous comprennent le prix du flacon.)

3 modèles : 1° Bande simple de 0m 02 de largeur à 2 lisières.
2° — doublée et cousue de 0m 01 de largeur.
3° — — 0m 02 de largeur.

Acide borique . . . . 3f »
Antipyrine . . . . 3. »
Aristol . . . . 3. »
Chinoléine naphtolée . . . . 3. »
Diiodoforme . . . . 3. »
Ferripyrine . . . . 3. »
Gaïacol (glycérinée) . . . . 5. »
Ichthyol (glycérinée) . . . . 5. »
Iodoforme . . . . 3. »
Iodol . . . . 3. »
Naphtol . . . . 3. »
Phénosalyl . . . . 3. »
Salol . . . . 3. »
Thymol . . . . 3. »

etc., etc., etc.

Mickulicz pour drainage dans les laparotomies. Sac tampon et lanière. En gaze autoclavée 150°, en boîtes métalliques . . . . 2f »

et à tous les antiseptiques.

Naphtol camphré. . . . . le flacon 30 gr. 3f »

Œillère . . . . ». 40

Os décalcifiés pour greffe osseuse (sur commande).

Ovules vaginaux (*voir Aseptovules*).

Pansements composés autoclavés 150° en boîtes métalliques, conservation stérile indéfinie (*voir page 148*).

I. Pour petite opération :	1 compresse pour anesthésie. . 6 champs opératoires de gaze . 12 compresses gaze non cousues. 40 tampons de gaze, noix. . . .	18f »

II. Grand pansement (enveloppement du tronc et du bassin.)

1 bande coton hydrophile	0.40 × 0.50	4f 50
1 — — ordinaire	0.45 × 1m	
2 — gaze hydrophile	0.30 × 0.45	
2 — tarlatane	0.05 × 10m.	

III. Moyen pansement (enveloppement des membres inférieurs).

1 bande coton hydrophile	0.20 × 0.35.	4f »
1 — — ordinaire	0.35 × 1m.	
2 — gaze hydrophile	0.25 × 0.35.	
2 — tarlatane	0.05 × 5m.	

IV. Petit pansement (enveloppement des membres supérieurs).

1 bande coton hydrophile	0.25 × 0.30.	3f 50
1 — — ordinaire	0.25 × 0.50.	
2 — gaze hydrophile	0.15 × 0.25.	
2 — tarlatane	0.04 × 2m.	

Pansements gynécologiques stérilisés 125° (tampons olivaires glycérinés). En flacons de 1 tampon (*voir page 158*).

Acide borique.	la boîte de 6 flacons.	5f »
Ichthyol.	—	5. »
Orthoforme	—	5. »
Salol et **Antipyrine**	—	5. »

etc., etc., etc.

Pansement oculaire autoclavé à 150°. Stérilisation, dessiccation, bouchage effectués dans l'autoclave même en une seule opération.

Pansement avec bande 1f50

Pansement sans bande . . . . 1. »

Pile pour anesthésie (en cas d'alerte), en location.

Pince tire-langue *(voir Boîtes d'Anesthésie).*

Pinceau stérilisé (*voir page 127*). 1f25

Pipette stérilisée . . . . » f 50

Plaque de Senn pour entéro-anastomose (sur commande).

Plateaux autoclavés (*voir Boites composées*).

Plâtre à mouler . . . . en boites. » f 75

— . . . . — . 1.50

— . . . . — . 2. »

Pommades stérilisées (*voir Vaselines*).

Protective . . . . le 1/2 rouleau. 2f75

— . . . . le rouleau . . 5. »

Pulvérisateur Richardson (en location).

Queue de cerf-volant (*voir Chainette*).

Radioscopie — Radiographie (*voir page 195*).

Rallonges pour sondes. . . . . la pièce. 1f25

Rondelles de gaze autoclavées 150° en boites métalliques. . 1f »

— — **boriquées** 1.20

Rondelles de lint autoclavées 150° en boites métalliques . . 1f »

— — **boriquées**. 1.20

Rondelles d'ouate autoclavées 150° en boites métalliques. . 1f »

Salol camphré . . . . le flacon de 30 gr. (s. v.). 1f75

Savons antiseptiques *(voir page 88)*.

Acide borique	la boîte.	1f 75
Acide salicylique	—	1.75
Acide phénique	—	1.75
Goudron	—	1.50
Ichthyol	—	2. »
Naphtol	—	1.75
Salol	—	2. »
Sublimé	—	1.75
Sulfureux	—	1.50
Thymol	—	1.75

etc., etc., etc.

Savon dentifrice *(voir page 192)*	le tube.	2f »
—	la boîte.	3. »

Seringues pour injection hypodermique (stérilisées) (*Voir Boîtes pour Anesthésie*).

Seringues de tous modèles.

Serre-fines en argent, droites ou courbes,	petites	la pièce.	»f 60
— — —	moyennes.	—	». 70
— — —	grandes	—	». 80

Sérum artificiel (*voir aussi Ampoules de Sérum*) stérilisé.

En Ampoules à une seule tubulure : de	1^{cc}	la boîte de 10.	5f »
— — —	2^{cc}	—	6. »
— — —	5^{cc}	la pièce	» 70
— — —	10^{cc}	—	» 80
— — —	30^{cc}	—	1. »
En Flacons	(s. v). les	125 gr.	1.50
—	(s. v.).	250 gr.	2. »
—	(s. v.).	500 gr.	2.50
—	(s. v.).	1.000 gr.	3. »

Sérum concentré de Chéron (non phéniqué ou phéniqué) stérilisé.

L'ampoule de 10^{cc}	»f 80
— 30^{cc}	1. »

Sérum gélatiné à 1 %, 2 %, 5 %, 10 %, stérilisé.

En Flacons . . . . (s. v.). les 125cc. **2f »**
— . . . . (s. v.). 250cc. **2.50**
— . . . . (s. v.). 500cc. **3. »**
— . . . . (s. v.). 1.000cc. **4. »**

Sérum de Trunecek contre l'artériosclérose, stérilisé.

La boîte de 10 ampoules (plates) de 1cc . . . . **6f »**
— — — 2cc **7.50**
— — 5cc . . . . **10. »**

Serviettes autoclavées 150° en boîtes métalliques (sur commande).

Silicate de potasse . . . . le flacon. **2f »**

Soie stérilisée par l'acétone à 120°, en tubes scellés brevetés s'ouvrant par arrachement sans trait de lime (*voir page 118*).

Plate N° 000 à 6 . . . . l'ampoule. **2f10**
Ronde 000 à 6 . . . . — . **2.10**
Noire 000 à 6 . . . . — . **2.10**

Solutions stérilisées.

Acide borique 4 % . . . . le litre (s.v.). **1f75**
Acide phénique 5 %. . . . . — . **2.25**
Acide picrique 1 % . . . . — . **2. »**
Biiodure de mercure 0.10 ‰. . . . . — . **2. »**
Chloral 2 %. . . . . — . **1.75**
Chlorure de sodium (*voir Sérum*).
Concentrés à tous produits (sur ordonnance).
Cyanure de mercure 1 ‰. . . . . — . **2f »**
Oxycyanure de mercure 5 ‰ . . . . — . **2. »**
Nitrate d'argent 2 ‰. . . . . — . **2. »**
Permanganate de potasse 1 % . . . . — . **2. »**
Sublimé à 1 ‰ 0.50 ‰ . . . . — . **1.75**
etc., etc., etc.

Sondes uréthrales en caoutchouc rouge, autoclavées en boîtes métalliques ou en tubes scellés (*voir page 123*).

Tous numéros . . . . la sonde. **2f50**

Sondes à béquille en gomme, stérilisées en tubes scellés
Tous numéros . . . . la sonde. **2f75**

Sondes à bout coupé en gomme, stérilisées en tubes scellés. la sonde. **2.75**

Sondes de Pezzer en caoutchouc, stérilisées. . . . la sonde. **5. »**

Sondes rectales en caoutchouc, stérilisées. . . . . la sonde. **4.25**

Sondes œsophagiennes en caoutchouc, stérilisées. la sonde. **5.25**

Sous-cuisses en flanelle. . . . . la paire.. **2.25**
— en caoutchouc. . . . . — .. **3. »**

Stérésol . . . . le flacon de 30 gr. (s. v.). **2. »**

Suspensoir en toile pour pansement . . . . **3. »**

Table d'opération (en location). . . . . **20. »**

Tables diverses émaillées (en location).

Taffetas chiffon . . . . le rouleau . . . **5. »**
— — . . . . le ½ rouleau. . **2.75**

Taffetas gommé (3 couches). . . . . le rouleau . . . **4. »**
— — — . . . . le ½ rouleau. . **2.25**

Talc stérilisé . . . . le flacon (s. v.). **1.50**

Tampons-éponges autoclavés 150° en boites métalliques. Stérilisation, dessiccation, bouchage effectués dans l'autoclave fermé en une seule opération (*voir page 95*).

1° **En coton hydrophile entouré de gaze.**

Noix. . . . . la boite de 20. . . . **4f »**
soit, la pièce, **0f20.**
— . . . . la boite de 40. . . . **6. »**
soit, la pièce, **0f15.**
— . . . . la boite de 80. . . . **8. »**
soit, la pièce, **0f10.**

Mandarines . . . . la boite de 6 . . . . **2. »**
soit, la pièce, **0f33.**
— . . . . la boite de 12. . . . **3.60**
soit, la pièce, **0f30.**
— . . . . la boite de 24. . . . **4.80**
soit, la pièce, **0f20.**

Tampons-Éponges (*suite*).

2º En coton hydrophile (*voir Boulettes*).

3º En gaze.

Noix.	la boîte de 20. . . . soit, la pièce, **0f20**.	**4f** »
—	la boîte de 40. . . . soit, la pièce, **0f15**.	**6.** »
—	la boîte de 80. . . . soit, la pièce, **0f10**.	**8.** »
Mandarines	la boîte de 6 . . . . soit, la pièce, **0f33**.	**2.** »
—	la boîte de 12. . . . soit, la pièce, **0f30**.	**3.60**
—	la boîte de 24. . . . soit, la pièce, **0f20**.	**4.80**

Tampons vaginaux en ouate autoclavés 150º en boîtes métalliques (*voir page 163*).

1º A la ficelle.	la boîte de 30. . . . soit, la pièce, **0f10**.	**3f** »
—	la boîte de 60. . . . soit, la pièce, **0f075**.	**4.50**
—	la boîte de 120. . . . soit, la pièce, **0f05**.	**6.** »

2º En chaînette (*voir Chaînettes*).

N. B. — Nous préparons également ces tampons, de tous modèles, en gaze, en ouate couverte de gaze.

Tampons oculaires (*voir Boulettes*).

Tampons olivaires glycérinés (*voir Pansements gynécologiques*).

Teinture d'iode à l'alcool absolu . . . . les 30 gr. **1f50**

Tentes de gaze stérilisées pour sinusites (0m20 × 0m02).

La boîte de 80 . . . . **3f** »

Thermocautère (en location) . . . . **12f** »

Toile caoutchoutée (drap d'hôpital) . . . . le mètre **4f50** et **6f** »

Tubes de sublimé.

Sublimé 1 gr, Acide tartrique et Bleu q. s.	le tube.	»**f25**
— 0.25 — —	—	».**20**

Urinal **2f50**

Vaselines stérilisées en tubes d'étain (*voir page 173*).

Aseptique	tubes de 10 gr.	»f80
Acide borique		1. »
Atropine		1. »
Aristol		1. »
Calomel		1. »
Cocaïne		1. »
Ichthyol		1. »
Iodoforme		1. »
Iodol		1. »
Menthol		1. »
Naphtol		1. »
Oxyde de mercure		1. »
Précipité blanc		1. »
Résorcine		1. »
Salol		1. »
Sulfate de zinc		1. »
Soufre précipité		1. »

etc., etc., etc.

Aseptique	tubes de 25 gr.	1f »
Acide borique	—	1.50
Aristol	—	1.50
Calomel	—	1.50
Gaïacol	—	1.50
Ichthyol	—	1.50
Iodoforme	—	1.50
Menthol	—	1.50
Menthol et Gaïacol	—	1.50
Menthol et Résorcine	—	1.50
Naphtol	—	1.50
Oxyde de mercure	—	1.50
Résorcine	—	1.50
Salol	—	1.50

etc., etc., etc.

Vaselines stérilisées en tubes d'étain (*suite*).

Aseptique	tubes de 50 gr.	1f 75
Aristol	—	2.50
Acide borique	—	2. »
Iodoforme	—	2.50
Menthol	—	2.50
Naphtol	—	2. »
Résorcine	—	2.50
Salol	—	2.50

etc., etc., etc.

Vaseline au sublimé en flacons émeri. 1f 50

— — — 2.50

Vin aromatique stérilisé en flacons canette. . (250 gr. s. v.). 1f 75

Lith. et Typ. Vieillemard Fils et Cie, 16, rue de la Glacière, Paris.

www.ingramcontent.com/pod-product-compliance
Ingram Content Group UK Ltd.
Pitfield, Milton Keynes, MK11 3LW, UK
UKHW020949230726
13923UKWH00007B/171